U0137178

盡信醫 不如無醫

施義雄 著

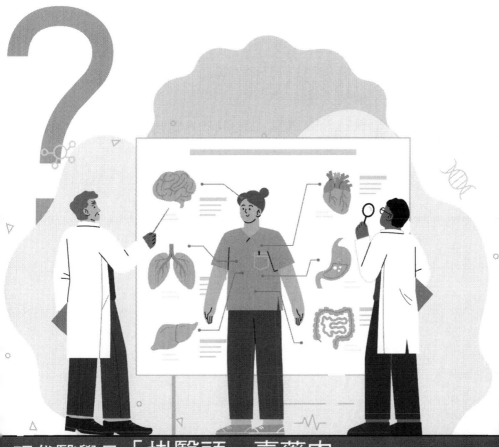

現代醫學是「掛醫頭、賣藥肉」，
「假」醫學院、「真」藥學院大行其道，
以「欺騙病人」及「欺負病人」為職志，
既浪費、又無效、兼有害，
不知道整個社會還能撐多久？

序

　　余致力於「醫學革命」凡四十年，深知欲達到此目的，必需喚起民眾及聯合世界上以「活人為快樂之本」的醫者，共同奮鬥。

　　現在革命尚未成功，凡我同志務需努力、努力、再努力，努力推翻「掛醫頭賣藥肉」的虛假醫學，以求每醫必活，每治必強，每療必壯，以建健康民國，以進強壯大同。

　　謹將此書獻給求仁得不仁，求神反遇鬼，求醫學反被醫死，拿不到理賠金又要繳交醫藥費的苦難同胞。

渴望健康的老人

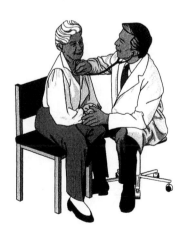

序

第 I 篇、西方文明的八掌溪事件

第 II 篇、善用老祖宗的智慧以助世人

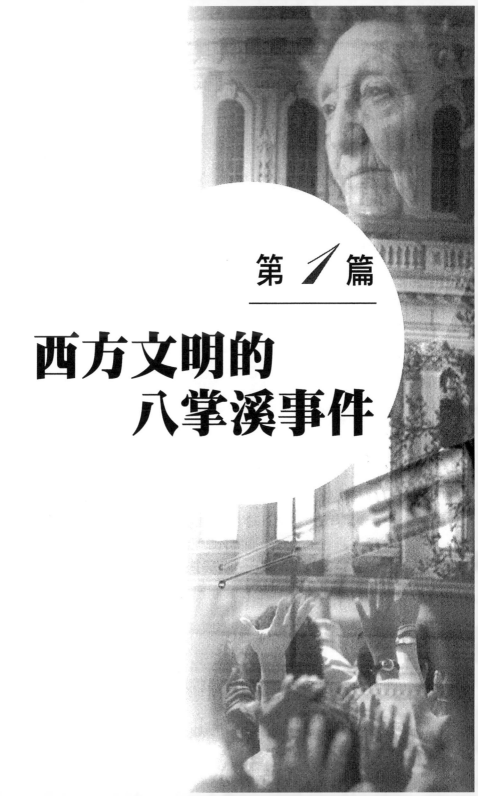

第 *1* 篇

西方文明的
　　八掌溪事件

西方文明的危機

西方文明是自有人類歷史以來最進步的文明，科學很進步，經濟很發達，文化更是蓬勃，但是這個文明不是沒有危機，它的危機是內在的，是萬倍於九一一的賓拉登，而且因為它的存在，很可能在不久的將來，會將整個西方社會拖下水而慘遭滅頂。

現在的情況有如「TITANIC」馳離歐陸的時候，輪船上歌舞昇平，看不出有什麼危機，可是前途中、半路上危機四伏，冰山是一個比一個還要大，慘遭滅頂是遲早的事。

正因為現代醫學掛醫頭賣藥肉，假醫學院真藥學院大行其道，以欺騙病人及欺負病人為職志，既浪費、又無效、兼有害，不知道整個社會還能撐多久，一家家的醫院有如冰山在等著 TITANIC 的到來，也像滿坑滿谷的地雷，隨時都可以讓您粉身碎骨，您不緊張，我可真為您捏一把冷汗，請趕快懸崖勒馬，否則受害者可能不只是您我而已，當我們賠上整個西方文明時，有夠爽嗎？

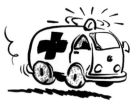

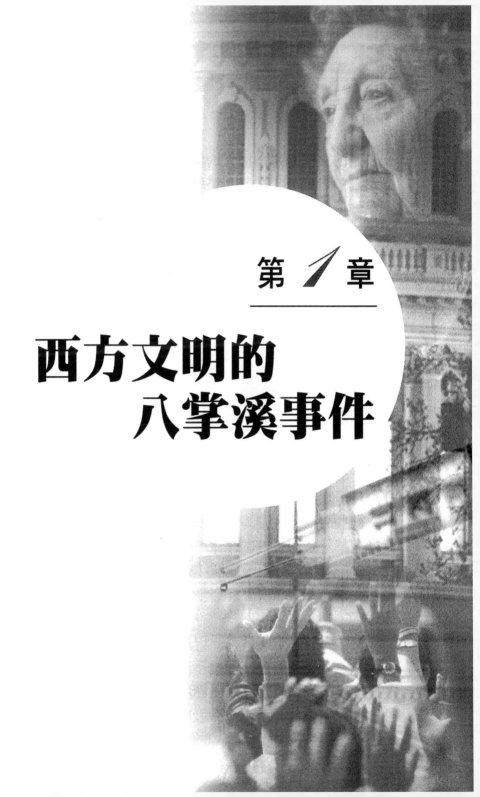

第 *1* 章

西方文明的
八掌溪事件

西方文明面臨著極大的挑戰，雖然激起民眾愛國的迴響，但是 911 的暴力恐怖事件只是冰山的一角，真正的危機是內在的，一些令人難以相信的白色恐怖才是可怕，可能會令西方世界永不超生，出現從地球上消失的自我毀滅的危機。

西方文明面臨的危機是多方面的，二〇〇一年九月十一日，紐約世貿大廈的恐怖襲擊事件是一個警告，西方文明所面臨的最大危機是內在的、是潛在的白色恐怖，是一群沒有工作效率、又要錢又要命的摩登乞丐，穿著上帝的外衣，作撒旦的臭事，為什麼會如此荒唐、如此的腐敗呢？

西方世界像美侖美奐的「TITANIC」，馳離歐洲直航大西洋的時候，歌舞昇平毫無危機，每個人的臉上都是幸福快樂的喜悅，但危機是存在著的，半途中的冰山是一塊比一塊還要大。

前些時候，在溫哥華島的維多利亞，加拿大的省長們齊集一堂開會商談，眾多省長們難得有了共識，由 Ontario 省長 Harris 帶頭向 Ottawa 要錢，要給全國的 Health care 更為充裕的資金。 Ottawa 馬上回答說：「沒錢了。」

加拿大為了 Health care 已經用去了25％的 GNP，很顯然的各級政府已經壓擠不出油水來了，因為花費的確太多，辦法也想盡了。西方世界有點像八掌溪事件的幾位罹難者，水已淹到肚臍了，再不及時搶救，

就可能淹過鼻孔而遭滅頂，屆時西方文明將從地球上消失，這是怎麼一回事呢？當有人賣您一些無用的產品，卻以一百萬成交時，那個售貨員是一百萬倍的聰明，您這消費者可是一百萬倍的蠢蛋。假如有人賣您每年五千億的「全民健保」，卻對人民的健康毫無助益，台灣人就成了世界超級的冤大頭。

這些沒有增進健康的健康服務，比沒有增值的股票還要可怕，前者花錢招災又折壽，後者只是失掉身外之物。

加拿大政府叫窮，醫生叫苦而病人則叫痛，費用是急速的上升，人民的健康卻是急速的下降，使得加拿大政府花了大錢卻又賠上了人民的健康，在不久的將來，加拿大人會花更多的錢，換來的是越不健康的健康服務。整個西方文明會被西方醫學的花費拖下水沈淪淹沒，這是怎麼一回事？

首先，政府的一大筆 Health care Budgets 所換來的是一流的 Medical care，而不是 Health care。嚴格說來，Medical care 是最差勁的 Health care，因為病人沒有增進健康。任何沒有增進健康的健康服務本身就是一種誤導，一種欺騙，病人求仁得不仁何其冤枉，簡直就是不道德，而且越醫越嚴重而致死亡更是沒有必要。醫院的設備成了製造殘障、導致死亡的場所更是愚蠢。

紐約有一牧師 IVANILLICH，在他的著作

《LIMITS TO MEDICINE》開頭就說：「Medical Establishment has become a major threat to health.」

美國國會的 OTA（Office of Technology Assessment）在一九七八年有一報告：「Only 10 to 20% of present medical procedures is fanatical to health.」說來說去，Medical care和Health care 有一大段的距離，人們求仁得不仁豈不是大冤枉？這又是為什麼呢？

（1）化神奇為腐朽的醫學教育：

齊集全國最優秀的高中畢業生於一堂，經過七年的醫學教育，卻變成為紅包拿最多、破壞健康最神速、製造殘障及屍體成必然，強辭奪理最會說，要錢也要命的人中殘渣、人類腐朽，何其遺憾，這種造神運動是浪費的、無用的。一個沒有增進健康的醫學比沒有增值的股票還要無用，簡直就不道德。

（2）化腐朽為死肉的醫療行為：

本來醫學是為了救命活人的，可是醫學發展至今，不但不活人也不救命，而是走要命的路，減少病人的生命力，化腐朽為死肉，那些受到疾病侵害的器官是個可憐的受害者，理應接受仁心仁術的醫者的拯救來起死回生，成為活生生的新生命。可是醫生卻一刀斃命將器官切除，不但嚴重的違反了生命及人權，更有甚者他們還要錢又要命，真是無理。假如盲腸已經腐爛了，它的生命力從七十九分變成了三十九分若將它切除則變成○分，將它醫好則是九十九分，有那

麼多的方法可以活之，何必死之呢？可是有人非常阿Q，割了盲腸成為殘障，還要到山上去砍大樹磨成粉末製成紙幣送給那些傷害他的醫生，真是賠了身體又折財。假如您相信古訓：「身體髮膚，受之父母，不可毀傷。」或「天生萬物必有所用」，您一定絞盡腦汁用盡方法，把五十九分的盲腸醫成九十九分的活生生的盲腸，方法只是打通T9R的神經傳導，何其簡單。

（3）醫德的向下沈淪：

其實醫生都知道，一顆「救心」的藥丸是救不了即將停擺的心臟，於是他們發明了心電圖、心臟超音波、心導管、心臟繞道手術，甚至心臟移植；發明是一樣比一樣昂貴，從幾元的藥丸到幾千萬的心臟移植，費用是天文數字，可是結局都是一樣的失敗。醫生假如越失敗而獲利越豐碩的話，他們沒有追求進步的理由，醫德只好隨著人類的貪婪而日益惡化下去。有人號稱醫學泰斗，醫術又是世界一流，雖然醫過上萬個病人，但存活於世上的病人卻少得可憐，存活又可增進健康的更是寥寥無幾，這算是什麼的世界一流呢？荒唐有加，一將功成萬骨枯，很難相信那是醫界奇景。

（4）side track the issue：

醫學家認錯對象不是病人之福，除了左右不分之外，生死無別也是麻煩，本來醫學是個活人的學問，可是西方的醫學以內科為主流以外科為輔。前者以化

學藥物去壓制疾病的症狀，而不是努力去治病去疾，當然疾病會繼續惡化，只是症狀稍有平息，一旦疾病太過猖狂，外科就來會診，替失敗的內科遮羞，把該救的組織割除，以為「沒了」就是「好了」。其實「沒了」是「生命力零分」，「好了」是「生命力九十分」。從頭到尾都是失敗的療法。病人非死即傷是很顯然的後果。

（5）Gross Violation of Human Right：

　　西方醫學嚴重的違反人權、迫害生命，西方醫學經四年或七年的造神運動所塑造出來的是個假神，所以他們判人生死是毫無道理的，他們沒有這種本事也沒有這種權利，醫生只有活人的本份，沒有死人的權利，弄死人的醫生一樣的要去坐牢、要休業。可是西醫不但違反人權，還要不救反殺，真是強姦科學，逼害生命。將五十分活力的盲腸醫成九十分活力是他們的責任，醫成零分的死肉是他們的恥辱，可惜西醫都是自取其辱、割除了事。既違反生命原則又反科學理論。一個五十分活命的器官切除以後變成零分的死肉，是完全的強詞奪理，違背常理還要巨資作服務費，這種要錢又要命的行徑，比陳進興還要罪惡。俗稱「天生萬物必有所用」，可是在西醫的眼中，器官只是醫生賺錢的工具，這個沒有用，那個也是多餘的，於是盲腸可以切除，子宮也可以割掉。凡是可以賺錢的都可以割去換錢，也不請示上帝，就把神創造的都

變賣去換錢，形同不肖子孫變賣祖產一樣的亂來。他們根本沒有「妙手回春」的本領，只有切除器官的本事，罪大惡極兼有強要巨款。

（6）Expensive and Wasteful：

醫療花費是急速上升，人民的健康卻又急速下降，因為醫學鼓勵失敗、崇拜浪費。醫學的發展是水平的擴散不是垂直的提升，這是一種騙術。以前的醫生看好一個病人，然後照顧他全家人的健康。現代醫學則訓練一百個醫生去照顧一個病人，花費是一百倍或一千倍，但是效果不見得有進步。花費提升一百倍健康卻下沈一千倍，有什麼好處呢？怪不得西方世界越沈越深，花了大錢還無法消災。所有的經濟行為都有公理的標準，修好了機器收修理費，修不好或修壞了不收費是公平的，唯獨醫學收費是毫無標準可言，醫好了病要收費，沒醫好或醫壞了收更多的費。有時還要乘人之危，大收紅包及賄賂，這是非常不公平的交易法，醫術越差越有賺頭，醫生沒有追求進步的必要。那是醫學教育強調浪費、鼓勵失敗的結果。

（7）聲東擊西、因小失大、求仁得不仁，這是醫學的成就：

假如有人告訴您到呆呆病院，那裡的醫生一定不是呆呆的，他們是一群絕頂聰明的醫學泰斗，因為他們專門行騙江湖。假如他們說要醫好您的盲腸炎，他們一定是把它弄壞或割除，專門作一些不救反殺的魔

鬼行為，因為這樣他們才有賺頭，任何將器官五十分生命變成零分生命的行為，都是反科學或壞科學的行為，不要自欺欺人。

有時醫生會顧一失二、因小失大，為了照顧攝護腺竟然失去了病人，為了照顧甲狀腺，竟然開刀弄死了病人，有時為了清除骨刺而開刀，導致全身癱瘓，這些因小失大的狀況層出不窮，暴露出醫學的危險性，因小失大使醫生從救命英雄一下子變成了要命的剋星。

儀器是一件比一件還要昂貴，原是替失敗找藉口，替醫死人找理由。其實，任何沒有增進健康的健康服務都是沒有好處的浪費。有時候因小失大更是得不償失。在以前醫學不大發達的時代，人類病死了只要喪葬費，現在醫學比較發達，人們死亡之後要喪葬費外加死亡前的最後剝削——醫藥費。這筆醫藥費是可大可小，小則一顆救心的藥丸，有人畢生服務過一萬個病人，卻找不到一個病人比被服務前還要健康，這種健康服務有什麼好處呢？成事不足、敗事有餘，在這注重人權的國度裡，那是藐視人權、迫害生命的行為，非行醫之實。

（8）Trivial Pursuit vs. Fragmentation：

西方醫學深入而不能淺出，以為發明了顯微鏡和電子顯微鏡，可以看到以前看不到的東西而增廣見聞。其實那是越走越狹隘，不是越寬廣的大路，失之

於以小作大及以偏概全的科學性，因此而誤導世人，他們的非常科學也往往變成為非常不科學的代表。西方醫學最基本的錯誤是細菌致病說，這種學說是SEEING IS BELIEVING，看到的就相信，看當然是用眼珠去看，假如沒有用大腦去看，常會失之偏差。用顯微鏡看到的細菌就稱之為病原，其實那是病果，病原另有別因，可能早已不存在了。就像某大廈失火時由大廈走出來的群眾，警察都冠之以縱火者是有失公平、公正。也許失火的原因是電線失火，也許縱火者是早已逃之夭夭或是從後門逃走了，這種「看到就相信」實在是太不公平了。老祖宗的智慧寶庫中有一句：「肉必先腐而後蟲生」道出了肉腐的重要性了，如果強壯身體是最重要的任務，醫生當以強身壯體為首要工作，如何促進健康、增加生命活力則更為重要，殺菌去毒則成為次要的工作了。

西方醫學鑽研瑣碎且互不關連，雖然醫院裏有成千成百的科目，但仔細觀之都是內科加外科的雜兼科，嚴格說來那是破壞健康，傷害身體的害人科。不但對治病去疾毫無助益，甚且往往因小失大、大開治病的倒車，病人非死即傷，少試為妙。

死在醫院的病人不知道有多少倍於911的紐約雙子星的恐怖死亡，這是西方世界求仁得不仁的窘境。

西方醫學喜歡作一些瑣碎的研究，比如說將十 c.c 的靜脈血拿去化驗，結果憑血中一些異樣的成分就要

判定人體生病的情況，有點像分析太平洋的一桶水，就會知道地球將要毀滅的一樣離譜，弄假成真並非科學，小題大作更是不智。

英國哲學家羅素（Bertrand Russell）曾說：「Unless men increase in wisdom as much as in knowledge，increase of knowledge will be increase of sorrow.」醫學的進步只是花費的進步而不是療效的進步。有人醫術號稱世界一流，可是療效卻不入流，雖然服務了上萬個病人，可惜存活於世上的病人卻是少得可憐，存活且又更健康的人又找不到，這種毫無助益的健康服務是病人的悲哀。

（9）Double Standard in Judgement：

在西方世界裏有一種很奇特的現象，一方面很講究科學，另一方面又很容易弄假成真，前者帶領社會科學進步，後者弄假成真把好萊塢興起成為特技的電影工業，把那一片片的影像連接起來，變成為活生生的大動作影片，讓世人信以為真。結果整個社會形成精神分裂的雙重標準到處可見。一方面重視人權、尊重生命，另一方面又縱容假神化的醫生去藐視人權，摧毀生命，將器官切除，殺死細菌；一方面利用宗教，鼓吹天生萬物必有所用，或人人都有相同的生存權而爭取自由人權，另一面縱容萬物必無所用，放任醫生去任他宰割，左拿甲狀腺、右切盲腸、三除子宮、四切胃腸，肝膽心腎無一倖免，造成社會上雙重

標準的分化現象，有人要錢又要命，可以功名利祿名利雙收，有人要錢又要命則需服刑或槍斃。前者是惡醫，後者是惡徒。

西方社會也有一種很奇特的現象，有人喜愛他的寵物，照顧得無微不至，有時候比照顧他的家人或妻兒還要用心，讓人感受人類的大愛實在是偉大無比，令人感佩不已。但是有時候變臉又是另外一回事，區區一隻牛羊得病，成千上萬的牛羊全數撲殺，又殘忍也缺乏愛心。這種雙重標準實在令人費解。

在政治上，政治家為了達到他們的政治目的，立了許多奇怪的法律規範，像在德國希特勒時代，給了猶太人三個選擇，一是機關槍法，一是毒氣室法，三為活埋坑法，任由猶太人選擇，左選右選中間都還是死路一條，除非他們選擇集體大逃亡，逃到美國或英國，不但可以不死，而且還可以飛黃騰達。

西方社會裏還有一件大挑戰，不是賓拉登的恐怖份子，而是醫院裏的白色恐怖，那是西方社會的癌症病患，拜神及愚鬼的事態嚴重，癌症病人所給的三個選擇：化學療法、放射線療法和開刀手術療法，都是必死無疑的結局，不是癌症的征服而是癌病的消滅，這種不救反殺的結果，使得西醫成了造神不成反成鬼的假神仙。

在那癌細胞是該救或是該殺都還沒有弄清楚以前，就大行殺戮，而且失敗又是顯而易見的，人類有

夠愚蠢、有夠荒唐吧！癌細胞是身體細胞長期癌化而成的，不管是聯合國憲章也好，我們老祖宗的常識也罷，天生萬物必有所用，天底下任何生命都有生存的權利，只有上帝才有判別生命生死的權利，我們凡夫俗子只有救生養命的義務，沒有殺死生命的權利，就像自己的兒女變壞或有病的時候，聰明的父母應該請人把兒女救回來，把惡魔或疾病趕走，不是要父母拿槍把兒女斃了了事。

　　癌症治療是人類智慧最大的恥辱。在實驗室裏，不但這些細胞可以活得很漂亮，而且可以代代相傳，成為 Cell Line，就好像 HeLa Cells 和 Hep-2 Cells。為什麼醫生要用世上最惡毒的方法來摧毀生命，而且又是一敗塗地，注定失敗的呢？生命誠可貴，智慧價更高，其死之不如活之可也。

（10）健康不是美麗的謊言而應是生活的實體：

　　西方醫學是反健康的醫學，不但不會促進健康，因為外科醫學以減少病人生命元氣為方法，以破壞健康為實踐，病人也不會因為吃藥而健康，因此他們花費了很多錢但換不回來絲毫的健康增進。當一個人購買一些無用的產品，如以一百萬元成交，則售貨員是一百萬倍的聰明，消費者卻是一百廿倍的蠢蛋。台灣人每年花五千億元新台幣去購買一個對全國人民的健康毫無助益的全民健保，使得台灣人成為世界超級的大蠢蛋。

　　主要是那些人學的是假醫學真藥學，醫生只會藥人不會醫人，病人只好求仁得不仁，遲早會遇刀而終，沒有促進健康的指望，花大錢有什麼用？為此，美國國會設立了 OTA（Office of Technology Assessment）去調查到底美國境內的Medical Procedures對美國人民的健康有多少幫助，結果在一九七八年的報告中指出：「Only 10% to 20% of present medical procedures have been proven to be beneficial to health」（只有10到20%的現代醫學步驟對健康有益），這是驚人之語。他們說國王的新衣是一件小得不能再小的比基尼。

　　百分之八十五的醫療花費都是浪費，假如浪費的是錢財還是身外之物，小事一椿，但是死於醫院的生命才是可觀，遠比賓拉登所引起的911恐怖行動的死亡率不知要高多少倍，而且還是與日俱增。可怕！可怕！醫生假如一味地以減少病人生命力為方法，努力地自欺欺人，將永遠無法救人，也會拖累整個西方世界，到時西方文明將像八掌溪事件的可憐人，在無助無奈的情況下滅頂消失，不要說我沒提醒過您！

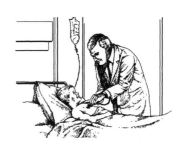

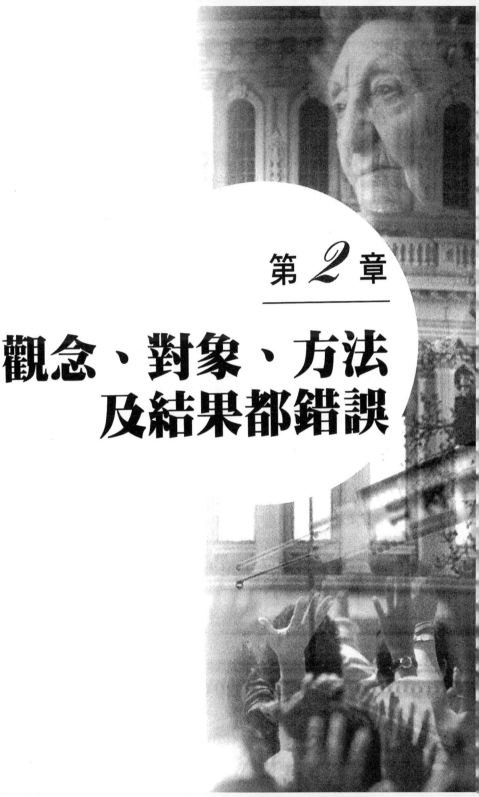

第 *2* 章

觀念、對象、方法
及結果都錯誤

醫學觀念上的錯誤很嚴重的影響了醫療成果，觀念領導行為，觀念有錯，行醫行為一定有錯，結果當然也是錯誤百出。

觀念上以為「沒了」就是「好了」。所以遇到盲腸有問題就把盲腸割除，「沒有」就說「好了」，其實那是「永不超生」的「壞了」。病體從不及格的腐敗，從有生命變成沒有生命的死肉一塊。真正需要去除的是萬惡的疾病，而不是受到疾病侵害的病體，醫生切除腐敗的病體是觀念上的錯誤，也是對象的錯誤，更是方法上不救反殺的錯誤，違反生命原則，違反公理道義的原則，更是違反智慧及常識的錯誤，所以割除病體是「欺負病人」的錯誤。醫生應該醫病去疾，對疾病宣戰，努力去除疾病的妖孽，不是粉飾太平、掩蓋症狀，或是不救反殺去除病體。

醫生只會欺負病體傷害病人，醫生越努力，病人死得越快，真是糊塗又荒唐。在錯誤的觀念領導之下，採用了不救反殺的錯誤方法，對於對象的選擇又錯誤，怎麼會有好的結果呢？無怪乎普天下的病人都被騙了，都被欺負了，總有一天醫死您。越受照顧死得越快。西方醫學把對象搞錯可以說是違反人權，不夠尊重生命，把該救的受害者割除，可以說是違反公理道義至最愚蠢的地步。那種錯誤種下每醫必失的禍根，有些時候病人沒有立即死亡，並不代表手術成功，很多病人的大腦被切除一部分，雖然病人還是活

著，可是他的生命品質大不如前，不值得鼓勵。有些人做了手術後要坐輪椅，一輩子的生活不方便，雖然還活著，但其行動不方便已經造成生命品質的極大損失，那能算是成功的手術。

　　每賭必輸的遊戲不能玩，每醫必亡的地方少去為妙，為了保命或保護健康，我們要離開傷人為財的虛假醫生，總有一天醫死您的醫院，進而努力養生努力延壽。均衡的營養、不時的運動和脊椎保養，打通任督二脈，強化脊椎神經，活化全身細胞，能量百分百，健康自然來。首先避免傷害不要飆車，主要是醫學是假的，藥學是真的，老祖宗告示大家：「藥是毒的化身」、「見藥三分毒」、「天生萬物必有所用」、「可以活之不可死之」、「真藥醫假病」、「真病無藥醫」、「盡信醫不如無醫」，自求多福，自立自強可也，遠離欺騙病人及欺負病人的醫生可以保命，可以健康更可長壽，是也！

　　天天有賺頭，提升生命力才能保命。相反的，天天大損元氣，消耗元氣，不多久元氣洩光了，想要保命都難矣！西方醫學已經面臨極大的危機，其危險性是要命的、要錢的，無效的、破壞健康的，再如此下去，大家都倒了，大家都完了，是「完蛋」的完不是「完全」的完。正當您拜神都碰到鬼的時候，要想想辦法，首先就是不拜總可以吧！要拜的話拜少一點。非死即傷的地方應該少去為妙，每醫必輸的醫學，盡信

醫不如無醫，至少為了延壽，氣療勝於食療，食療又勝於藥療，藥療更勝於刀療。正當每療必亡的時候，是快是慢都是損失。切記切記，不聽老人言，吃虧在眼前。

　　除了空難快死以外，外科醫生的服務也是快死的方法。生死一瞬間；留得青山在，不怕沒柴燒；留得一口氣，不怕命不長。遠離傷害、保護身體是最聰明、唯一的生路；路是人走出來的，可以是光明大道，何必傷痕累累；可以花錢消災，就不要花錢招災又折壽；可以健康又長壽，就不必藥毒又污染自己的血液循環；可以增加元氣，提升活力，就不必傷身害體，大損元氣。唯有放棄西醫遠離醫院，才能保命，才可健康強壯。放棄假醫真藥學，生命才有保障，人生才有尊嚴。否則給了錢又損失健康、喪失生命，成了世界超級冤大頭，何必呢？台灣人已成為世界最大的超級大蠢蛋，何苦呢？除非醫生知過能改，善莫大焉，以活人為快樂之本。不欺騙病人（放棄內科）及不欺負病人（放棄外科），否則有夢最美，絕望相隨。慘哉！

　　西方醫學啟用了錯誤的觀念：

　　（1）沒了就是好了；奇怪的是，沒了是生命零分，好了是生命九十九分，怎會一樣呢？

　　（2）該除的疾病不除，該救的病體不救。

　　（3）扶正抗癌不做，而取去人體救癌，是為倒行

逆施。

結局都是死亡，何必呢？愚蠢至極！

對象：疾病該除，病體該救，生命不分貴賤都有生存的權利。

疾病是犯罪者，病體是受到疾病侵害的受害者。

方法：可以活之，何必死之？

醫而強之，可也；醫而弱之，不可也。

結局：死亡是最遺憾的錯誤，癱瘓是不應該的不便，損失財富是不道德、不應該的不公平交易法。

損失元氣、破壞健康、喪失生命是沒有必要的。

醫學應該轉向，改弦更張，把要命的醫學改成為救命的醫學；老祖宗說打通任督二脈、活化全身細胞，可以健康長壽，又何必傷人為財，每醫必亡，每療必絕，遇醫而終，何其冤枉呢！

由於醫學上觀念的錯誤，對象方法都跟著錯誤，結果當然不夠美好，一將功成萬骨枯，一錯再錯，錯得不成體統，在一個標榜人權的國家，醫生醫死一個病人都要自請處分、停業、坐牢或罰款，那有任人宰割，一再傷害病人、藐視人權、欺負生命呢？知過能改，善莫大焉；知過不改，罪大惡極。

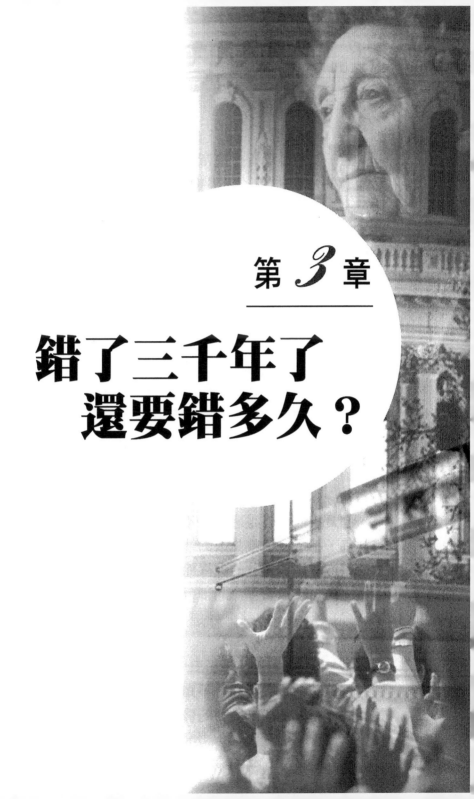

第 *3* 章

錯了三千年了
還要錯多久？

　　三千年前中國有位皇帝—夏禹告誡世人，治水要用輸導的才會成功，用阻擋的和用對抗的都不會成功，一事通萬理，連為人處事也要用輸通的才會圓滿、才會成功。可是我們的醫學在花掉億兆財富及億萬白骨及冤魂之後，還在取用失敗的療法。到頭來不是疾病被克服，而是病人被征服，眼看著醫生花了九牛二虎之力征服疾病的症狀，疾病卻又日益猖狂，那種對症下藥的功夫，原本就是自欺欺人的玩意兒。像救火人員一到火災現場，只對警鈴作關閉的動作，不去滅火是沒有用的。醫生若是一味的對症下藥，病人是沒有福氣，必死無疑的。醫學上用藥最多的是抗生素、抗酸藥、抗熱藥、抗痛藥、鎮靜劑，都是對抗疾病的症狀，不是有心要來克服疾病的。這種聲東擊西、顧左右而言他，把馮京當馬涼的行為，簡直就是不道德。醫生偏離主題，不著邊際，不是病人的福氣，因為疾病會日益惡化，不管您抬來外科專家或求神拜佛，都不能挽救失敗的情勢；外科的割除病體也只能替內科遮掩失敗的證據而已；外科不救反殺更是破壞生命、不尊重生命的倒行逆施。救命的英雄卻成了要命的剋星、破壞公理道義、欺負受害者的執行者。

　　我們的醫學已經錯了三千年，用億兆財產去花費，用億萬白骨去賠葬，不知道還要延誤多久，才能把要命的醫學變成為救命的醫學。為此，我希望醫學

能棄藥從醫，放棄殺人為財、為富不仁的錯誤行為。拿了健保卡到外科醫院看醫生的人會發現，自己是全國最不健康的人，原因是他們被騙去了健康，藥吃得太多，而病又太過猖狂，醫生根本不會醫病去疾，他們只會對症下藥，切除病體。這是「欺騙病人」和「欺負病人」，對疾病的控制了無助益，這是馮京為當馬涼的偏差行為。三千年前都知道毫無用處的行為，醫生卻用來大發其財。

有一個笑話：有一個年輕醫生回鄉到老爸的診所為民服務。有一天，來了一位王姓婦人，因為感冒咳嗽來求醫，他開了一種藥給那婦人服用，結果不到一星期感冒就好了，咳嗽也停了。這位年輕醫生對老醫生說：「爸爸，那位王太太來此已經三十年了，三十年來您用藥都是一樣，這麼久了怎麼沒有好過？」這位老爸醫生說：「奇怪！您醫學院是怎麼讀的，要不是我的開業技術高明，那有錢讓您去讀醫學院！」「神經病！」

當您一輩子都做錯事的時候，您或許習慣成自然、不以為奇了。一輩子都在當劊子手的人，視砍頭為正當行為，以切除子宮為行業的人已自封神醫。以割除盲腸為業的人，更不會知道天生萬物必有所用，難道天下沒有更好的方法可以化腐朽為神奇嗎？將五十分的生命起死回生、化惡為良、轉危為安嗎？幸好美國的D.D. Palmer不信邪，啟用了每醫必活、每治必

強、每療必壯的治本醫學，人類的健康才有希望，人類的生命才有再生的機會，可以活之何必死之。醫生可以用世上最惡毒的方法──燒殺毒的惡法去殺死受到癌症侵害的受害者，為什麼上天無眼，不用Tender Loving Care去照顧無辜的受害者─癌細胞呢？而且當您的成果都是死亡的絕響時，您難道沒有改弦更張、改過自新的勇氣嗎？生命誠可貴，活命更是不分貴賤，可以活之，何必死之。殺死癌細胞，可以救活癌病人，算是可喜可賀。殺死癌細胞，病人接著病亡是沒有必要的愚蠢。一切以人命關天、活命為要。留得一口氣，不怕命不長，大家來保命，大家來活人。唯有放棄內科對症下藥的「欺騙病人」和外科「欺負病人」的醫學，人類的生命才有保障，健康也才有希望。

台灣有一些糊塗的衛生官員說：「董大成，您不能說白鳳豆可治癌，因為它不能殺死癌細胞，還是我們的砒霜或巴拉松有效，可以殺死癌細胞，更可弄死癌病人！」

西方醫學欺負受害者的病體是最嚴重的不智，他們忘掉了疾病是該除的，病體是該救的，怎麼可以顛倒是非，懲罰受害者，而縱容犯罪者呢？不去征服疾病，卻去割除病體，這成了是非不分、積非成是的不智了。

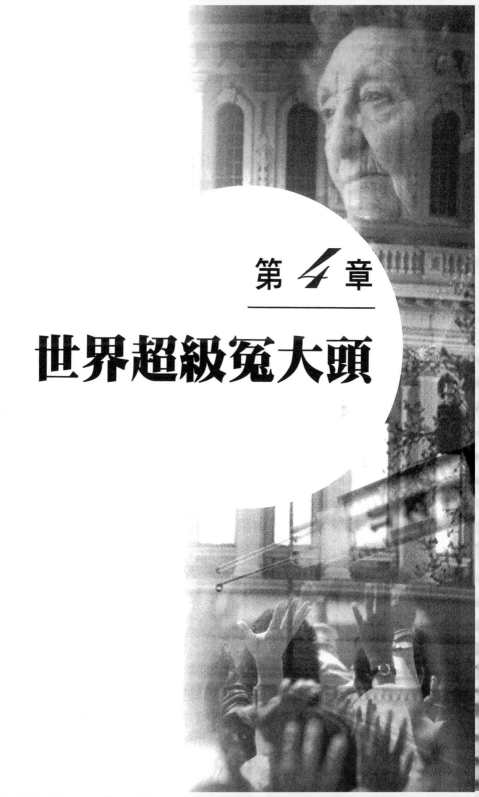

第 *4* 章

世界超級冤大頭

　　當您用一塊錢去買一個沒有用的東西，您也許會後悔您損失了一塊錢；當您用一百萬去買同樣的東西，您就成了一百萬倍的蠢蛋。當您每年都要花上五千億去購買一個不但對健康沒有益處，又會折損壽命及生命的「全民健保」，您就是世界超級的冤大頭。

　　台灣人怎會淪為世界超級冤大頭呢？主要是因為醫學是以「欺騙病人」和「欺負病人」的內外科醫學為方法，每年花了五千億新台幣，「病人永遠是輸家」，看病看得越勤的越是輸家，死得越快。醫生們窮忙於醫病，卻忘了保命。也許病是醫了，但是命也跟著丟了，醫了病又有什麼用呢？

　　台灣人將 College of Medicine 翻譯成醫學院是天大的笑話，那是罷黜百家獨尊藥學，棄醫從藥，是掛醫頭賣藥肉的假醫學院真藥學院。其實大家都知道，Medicine 是藥而不是醫，所以當我們要求醫生醫病救人的時候，他們只會藥人毒人，而且藥人毒人又不是在醫病，而是壓制疾病的症狀，當紅腫熱病的症狀消失之後，他們以為疾病已經受到控制，沒想到疾病變本加厲，誤了及時拯救的機緣而一發不可收拾，病人也就嗚呼哀哉，連命都丟了，何其冤枉。

　　那些抗生素會使人不生、解熱劑使人不熱、止痛藥使人不痛、消炎藥使人不腫、鎮靜劑使人不動，這些藥物是用藥的大宗，其結局竟是讓人不生、不熱、不痛、不腫與不動，成為棺木的主人，是徒勞無功

的。所以說，內科的用藥只是欺騙病人，了無用處，只是延誤病情而已，至於外科的不救反殺，更是莫名其妙，違反生命、違反公理道義、背棄醫學、違反科學、不足為信。

醫生除了醫病以外還得保命，為了維持性命、保護健康，人類應該保有高水準的生命活力，高水準的生物能量，可惜我們的醫學棄醫從藥，掛醫頭賣藥肉，忘卻了醫生救人濟世的天職，內科以欺騙病人為方法，外科又以欺負病人為方法，交替使用，使病人成為最大的輸家，病人求仁得不仁、救生存得死滅，人類悲哀莫不以此為甚。我們每年花了五千億新台幣，其實一毛錢都不值得，除了損失健康折損壽命，還要喪失生命，除非醫學改用增加生命力的方法，讓病人起死回生、健康強壯，不但可以到運動場上去打破紀錄，更能衝破人類體能極限而創造新紀錄。不像現在舉國皆醫院、院院多病床、床床皆客滿、大家都癱瘓、上下皆呻吟、身心皆受傷，不是起不來就是走不動，全民皆病倒、國家全不幸。這到底是醫學的成就還是失敗的丟人現眼。我希望大家把五千億省下來，去造幾條高速公路或高速鐵路，並可讓全國人民健康起來，大家過著健康長壽的日子。

最近華航有一班機在澎湖外海墜機，受難者的家屬要求華航理賠每人一千多萬新台幣，可是當您到台灣的醫療院所尋求醫生的救命，醫師一定會設法醫死

您，這些病人的死狀與華航墜機的情形是一模一樣，可是連一毛錢的理賠金都得不到，並且還欠下一大筆醫藥費、手術費、住院費、護理費、檢驗費，也許還要紅包再加上運費。一樣是台灣人，一樣是死亡，卻是不一樣的待遇。為此衛生署應該切腹自殺，自我關閉以謝國人。因為衛生署把全國人民的健康照顧得太差，您給它六分鐘，它保證欺負您一輩子，而您的一輩子卻是從放療、化療、刀療的開始到死亡的，那麼短短的日子，您給它六分鐘，它欺負您一輩子。

　　衛生署欺騙病人，當病人給它六分鐘，衛生署卻下了追殺令，趕進殺絕癌細胞，這些癌細胞是受到癌症侵犯的苦難細胞，當然是受害者，不是犯罪者，是需要拯救、保護的細胞，只有癌症需要去除，醫生將癌細胞殺死，而將癌症留下來，是該救的不救、該除的不除，是嚴重的倒行逆施，是一種去人治癌的愚蠢，試問您將肺癌的細胞用燒殺毒的方法弄死，病人將用什麼代替品去呼吸呢？不呼吸則人能活下去嗎？真奇怪！所有同胞都是有夢最美，但都以絕望收場，只能怪您太相信醫生了，拜神卻遇到鬼。

　　這些癌症病患比希特勒手下的猶太人還要悲慘，有一部分的猶太人集體大逃亡，遠離德國來到美國或加拿大，現在成為人見人羨的大富翁，聰明的台灣同胞，當您得到癌症的時候，聽聽台大醫院李豐醫師的勸告：「您離開醫院越遠越好！」當衛生署下了追殺

令時，您想不死都難，還是一句話：「不聽老人言，吃虧在眼前。」遠離傷害、保留老命要緊。

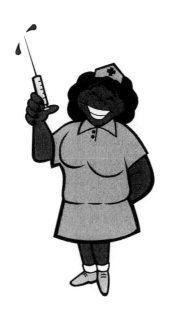

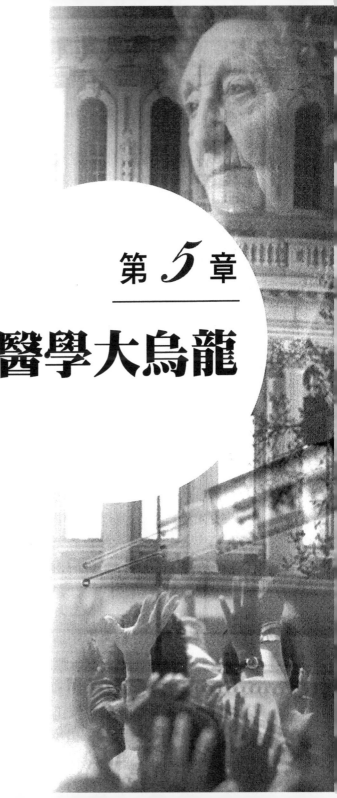

第 5 章

醫學大烏龍

　　由於醫學觀念的錯誤、對象的錯誤、方法的錯誤，使得結果是錯誤百出。本來像神一樣的救命醫學，漸漸的演變成為傷人為財、求仁得不仁的要命技倆。醫德更是向下沈淪至不成體統的地步。癌症已經成為全國最大的死亡原因，為什麼會如此的猖狂呢？因為醫生的觀念錯誤和對象錯誤，加上方法錯誤，使得結果是必死無疑、不絕才怪的無奈的結局。眼看著台灣同胞成群的送上死亡之路，我又是諸多無奈、無語問著天。醫生為什麼會如此的荒唐、如此的糊塗呢？

　　正確的醫學觀念可以救人，錯誤的醫學觀念是害人的。有一天，衛生官員在電視上說：「董大成，你的白鳳豆不能殺死癌細胞，您不能說治癌有效，再說就是犯法的。」可憐，董教授畢生研究找出好方法要來救救癌病人，竟然被打入冷宮，難道砒霜、巴拉松可以殺死癌細胞，就是好藥嗎？不救反殺是錯誤的方法，是病人的不幸。有夢最美，絕望收場的時候，醫生還不檢點，執迷不悟，不知是何居心？

　　中醫說扶正抗癌的觀念是對的，只是扶什麼、正那裏的問題。以前日本有一位醫生孫下敬，他說癌症是病體長期的缺氧，長期的缺乏能量，若然，給氧、給能量似是救命活人之道。眼看著非洲那麼多的皮包骨，有人建議拿米飯、牛奶、麵包趕快去救人，也有人建議機關槍及原子彈可以迅速解決問題。當人們選

用了機關槍和原子彈的時候，問題並沒有解決。當您開槍開到手軟的時候，為什麼不用米飯、牛奶、麵包的餵食方法呢？要知道仁者無敵，好的方法永遠是有好的結果。

當醫生利用殺死癌症細胞的方法治療癌症病人，殺到手軟的時候，何不採取養活癌細胞的方法，營養救活之路是天底下救人的醫者永遠可行之路，可以活之，何必死之。

拜師張學賢及楊照雄教授之後，我學會了實驗室的組織培養（Tissue Culture in vitro），並在安大略省衛生部的病毒實驗室培養細胞三、四年，開始對生命的熱愛、生命的疼惜。在實驗室裏，連癌細胞都可以養得很漂亮，所不了解的是，這麼漂亮的生命，為什麼醫生要趕盡殺絕、大肆殺虐？難道仁心仁術是狼心狗肺？難道救人濟世是傷人為財嗎？真是不解！

Hela Cells 和 Hep-2 Cells 都是癌細胞，都可以養得很漂亮，甚至可以形成代代相傳的Cell line，醫生何必窮追猛打追殺這些漂亮的細胞呢？我實在不懂，那些下追殺令的人是何居心，實在不懂。救人當以活人為首要，醫生應該學會Tissue Culture in Vitro，更應學會Tissue Culture in Vivo，活人為快樂之本，醫而活之可也，醫而死之不可也。

癌細胞不管是怎麼引起的，他們是受到癌症侵害的受害者，不管它們是像受到敵人百般蹂躪的苦難同

胞，或是像非洲那些皮包骨的不幸人類，是受害者的話，都有被拯救的權利，沒有被傷害的權利，要傷害的話，您去傷害癌症的疾病吧！不除癌症的疾病，反而去除受到癌症侵害地病體——癌細胞，是何等的不智，是個不可原諒的倒行逆施，那些割除癌細胞是個罪不可赦的罪行。醫生不可帶鎖衛生署做一些不仁不義的行為，可以醫而活之，不可醫而死之。不要犯下不可原諒的過錯。生命不分貴賤，都應尊重，細胞不分健康與否，都應養活，可以活人就不應該傷人。本世紀最重要的課題是——嚴懲犯罪者拯救受害者，為人醫者責無旁貸。理當全力以赴，醫生可以活人，不可陷衛生署於不義。您也許會很驚奇，我說台灣最失敗的教育機構是醫學院，理由是多方面的：

（1）這裏的醫學院是假的，藥學院才是真的，掛醫頭賣藥肉的結果。當衛生署把麥藥權還給藥師的時後，Doctor of Medicine 就變成了 Doctor of Nothing，不算醫生倒也不打緊，最怕的是他們變成了傷人為財的要命剋星。

（2）各大醫學院集全國精英於一堂，經過七年的造神運動，結果畫虎不成反成鬼。成為紅包拿最多、最會欺騙病人和欺負病人，為富不仁，破壞健康最神速、救人最差勁、傷人死人最快速，真是一個化神奇為腐朽的教育機構。所訓練出來的醫生只會化腐朽為死肉，不會化腐朽為神奇。接受健康服務的人會發

現，自己是全國最不健康的人，不是少了盲腸就是少了子宮，五不全的障礙有什麼了不起？

（3）因小失大的後果。這個機構很會鬥臭，告訴您，您的心臟有病、肺臟有病，就是不會補強，任其腐爛。有的因為小小的痔瘡手術、氣管切除術、盲腸切除，竟把病人的生命要了回去。病人除了自認倒霉之外別無他法。甲狀腺切除也會死人，食道切除也會死人，任何器官都可切除，都會死人，就是不會活人，連發燒感冒都醫不好。

（4）這個社會假如有公理道義，就是有雙重標準。一方面，一部份的人如陳進興，要錢要不到，要命命一條，就得服刑槍斃。另一方面，允許一群人要錢又要命，不必服刑又有功名利祿，汽車、洋房事事都有。教宗保祿二世說：「社會要是沒有公義，就不會有世界和平，社會有雙重標準，就不會有社會安寧。」醫生應勤於救人不可勤於傷人，更應節制用藥。

（5）Disease Phobia and disease hysteria：這個醫學院訓練出來的醫生，飽學終日，醫術自誇世界一流，療效卻不入流。可以鬥病人之臭，就是無法補強與救命。要命可比救命還多，教病人花錢招災又折壽就是無法增進健康。沒有增進健康的健康服務，比沒有增值的股票還要沒有益處。損失健康更是划不來，喪失生命更是冤大頭。

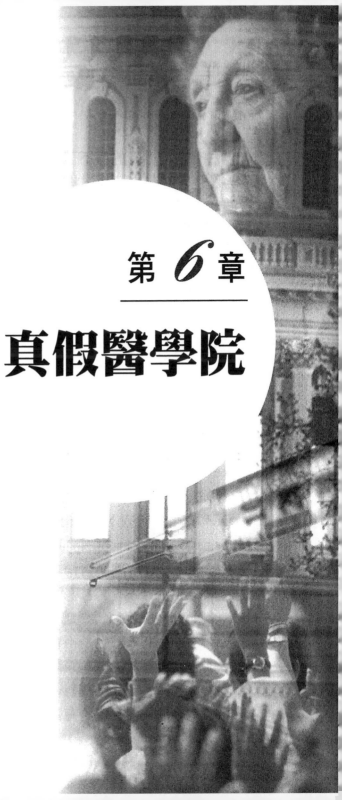

第 *6* 章

真假醫學院

　　自古有言：「真的假不了，假的真不了。」從結果看方法也可以知道真假。李遠哲博士也說：「凡事比較研究一下，就知道好壞立見，真假見分曉。」當您接到醫院打來的病危通知，您會不會覺得奇怪，為什麼才住院沒多久的家人，到底得了什麼病，真的這麼快就把家人的命要走了？是什麼病這麼厲害呢？會不會是醫生的無能或過失？會不會是醫生能力不夠或方法錯誤呢？病人一死，醫生的努力都是功虧一簣，都是有待檢討的地方。

　　綜觀台灣醫界以西醫為主、中醫為輔，所塑造出來救命醫神是掛醫頭賣藥肉的假醫生真藥生，醫生只會藥人而不會醫人，更不會活人，能夠慢死已經是偉大的成就了。從北到南，所有的醫學院都是 College of Medicine，稍為懂得英文的人都知道那是真的藥學院假的醫學院，所訓練出來的醫生都是 Doctor of Medicine，在衛生署把 Medicine 還給藥師之後，Doctor of Medicine 成了 Doctor of Nothing，沒有用藥的醫生。台灣人每年花了五千萬新台幣，找不到一個會醫病的醫生，只是對症下藥欺騙病人的藥人、不會看病的 Doctor of Nothing，疾病當然越醫越厲害，病人則越治越嚴重。嚴格說來，醫生是不會醫病的，只會止痛、消炎、解熱、抗生、抗酸、鎮靜等消除症狀而已。說真的，那是愚民政策，讓病人能夠不痛、不熱、不生、不腫、不動而已，能夠有這些症狀的人，又都是

棺木的主人，難怪藥吃多了都很容易去見閻羅王。

　　真的醫學院所造就的醫生，每醫必活、每治必強、每療必壯，可以建設健康民國，可以進強壯大同。假的醫學院，每醫必藥、每藥必毒、每治必割、每割必傷，其結果是非死即傷，了無建樹，不會健康，只見舉國皆醫院，院院多病床，床床皆客滿，大家都病倒，上下皆呻吟，全國皆癱瘓。肚子被挖空，身心受創傷，以建癱瘓民國，以進病倒大同。除了花費大把鈔票外，還要賠上千萬同胞，更有多人的器官被切除的惡運。

　　真的醫學以活人為快樂之本，假的醫學以賺錢為快樂之本。傷人為財，藥人也為財，連口沫橫飛都是為財。真的醫學院可以化腐朽為神奇，假的醫學院化腐朽為死肉。生命從50分變90分的是真正的活人技術，生命從50分變0分的是假的活人技倆。所有的生命不分貴賤，不論健康與否都應活化以示尊重，切除和割掉都是殺身行為。為此，外科醫學是違反生命原則、侵犯人權、藐視科學、欺負病人、不足採信。外科醫學欺騙病人又欺負病人，倒行逆施應立即禁止。內科醫學對症下藥，壓制症狀不求治疾，更是偏離主題、欺騙病人，不得善終。真的醫學院可以救命、增進健康又延長壽命，假的醫學院很浪費金錢、折損健康，越醫越短命，英年早逝、痛失英材是常有的事，碰到假的醫學院畢業生，您越接受他的治療，死得越

快，而且往往莫名其妙的死了。他們都會把死亡原因歸咎於疾病的惡劣，不會是醫生的無能，卻是病人的無奈。

假醫學院的醫生傷人斂財，傷人無數、觀念錯誤，以為「沒了就是好了」，切除病體、製造殘障、造成傷害。真醫學院的醫生以活人為己任，每醫必活、每治必強、每療必壯，舉國多壯漢、全國多健兒，可以建強壯民國，可進健康大同，不像現愛全國皆病倒，大家都癱瘓。真的醫學院醫生以活人為第一要務，假的醫學院醫生以賺錢為第一優先。真的醫學院醫生以發揮大愛救人為天職，活化細胞及器官為方法，救命活口為目標。假的醫學院醫生欺負病人、割除病體、化腐朽為死肉，減少生命力，大賺奪命財，面對癌症病人，就殺死癌細胞、弄死癌病人、掠奪其錢財。不顧其死活，最後還以貓哭耗子假慈悲的心態欺騙世人，病人求仁得不仁、拜神反遇鬼。假的醫學院醫生說要克服癌症，絕對是癌症不被克服，而是病人一定被征服。用殺、燒、毒的方法去除癌細胞，結果癌細胞被消滅，癌症未被征服，反而癌病人被安置在安寧病房，遇醫而亡，痛苦而終。真正醫學院的醫生起死回生、化惡為良、轉危為安，把癌細胞變成健康細胞，癌症病人變成無癌的健康壯漢。真的醫學院醫生可以化弱為強，起死回生，每醫必活，每治必強，每療必壯。假的醫學院醫生則每醫必藥，每藥必

毒，了無益處，每治必割、每割必傷，減少生命力、大損元氣，只會欺負病人，更會欺騙病人，病人只好排隊等死。花錢招災又折壽，好不冤枉。要想推翻假醫學院，台灣要大費周章改頭換面，關閉衛生署另立健康署，因為台灣的醫生都是假的，不會救人，只會傷人。

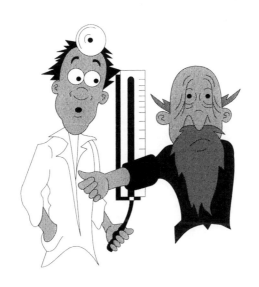

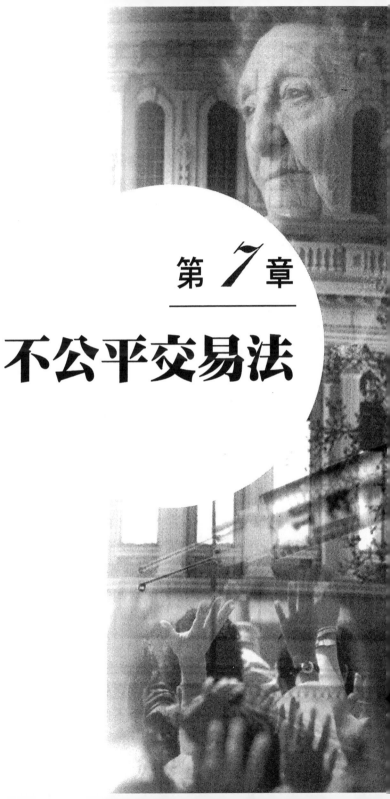

第 7 章

不公平交易法

　　在人類社會中要有社會公義，才會有世界和平，眾多社會人類活動中，只有公平交易才會帶來有秩序的社會繁榮，社會的進步也依賴有公平的交易行為。

　　當您的愛車無故拋錨的時候，您不會立刻拋棄它，您會讓修理廠的技師修好它，繼續安全又長久的使用它。當然是修好了給修理費，萬一修不好，他們也會告訴您雇一輛拖車拖到報廢場去當廢棄物報銷它，這是合乎公平原則的公平交易法。

　　我們這個社會存在著很嚴重的矛盾，處處看得見，雙重標準的腐蝕社會大眾，一方面允許像陳進興這一種人要錢沒有錢，要命命一條，必須服刑正法。另一方面容許假神危害大眾，要錢又要命，又要功名利祿，百般炫耀他失敗的成果，社會上又任其逍遙法外、名利雙收。人們愛狗，寵愛有加，有人愛狗視如己出，送狗到美容院，又送到三溫暖，洗澡又按摩，盡情的享受，但對那些牛隻羊群，只要有一隻生病（口蹄疫時），全數撲殺毫不憐惜。

　　西方國家很重視人權，另一方面卻也很藐視人權。在德國的希特勒時代境內的猶太人，有著別於一般德國人的命運，猶太人被給予三個自由選擇的機會：第一選擇機關槍法，第二選擇毒氣室法，第三選擇活埋坑法。不管他們怎麼選擇，結局都是死路一條，猶太人除了集體大逃亡之外別無他法。可是我們台灣的癌症病人比希特勒手下的猶太人還可憐、還無

助，他們也被給了三個選擇：放射線療法、化學療法和開刀療法，用世上最惡毒的方法去燒、殺、毒那些可憐的癌細胞。由衛生署帶頭殺戮同胞，當癌細胞死光之後，癌病人也跟著死亡。他們的目的是趕盡殺絕癌細胞，跟著弄死癌病人。用世上最惡毒的方法去殺害該救的「受到癌症侵害的細胞」，病人不絕才怪。台大腫瘤科主任李豐醫師，當她被問起為什麼她得了癌症十七年了還沒死時，她說：「您離醫院越遠越好！」醫院是個不救反殺的地方，衛生署已下追殺令，癌症病人要想存活，只好背棄醫生，遠離醫院，不然必死無疑。除非醫生改弦更張，取用 Tender loving care instead of radiation chemotherapy and surgery.

　　以前有一位糊塗的父親，他的兒子在學校不學好，老師來鬥臭，父親聽了很不爽，拿了棍子把這個兒子活活打死，就說我家已經沒有不學乖的孩子了。班上也有另一位壞孩子，但他的父親比較聰明，他請了鍾馗來捉妖去邪，結果他把壞孩子變成了乖孩子。仁道不張，霸道治國必遭天譴；該救不救、不救反殺不得善了。為求善了，請在位者慎思慎行，凡事以仁道為重，當Medical Hysteria把整個社會進行精神分裂時，善惡是非已經不分了。那種錯誤的觀念，讓一隻牛隻生病，全國牛羊皆遭受撲殺，請問公道又在那裡？善心又在何處？為政不仁必遭天譴。

　　衛生署帶領全國醫生撲殺得到癌症的苦難同胞，

利用世上最惡毒的方法去趕盡殺絕癌細胞，進而殺死癌病人，像撲殺牛羊一樣，卻說：「癌症怎麼這麼厲害，是全國十大死亡原因的榜首。」我認為衛生署比那糊塗將軍還糟，那些得到癌症的同胞是該救的，不是該殺的，您怎麼可以像得病的雞隻牛羊一樣，全數撲殺呢？當衛生署說：「您給他六分鐘，他們會護您一生。」像那些凶神惡煞，打了您一針追魂針，您只剩下等死的一輩子，護您一生成了必死無疑的絕症。所以台大腫瘤科的醫生李豐醫師才會對得癌症的病人說：「您離開醫院越遠越好！」像那群通緝犯，國家已經下了追殺令了，你還是遠離傷害為妙。

很嚴重的問題是，Medical Hysteria 這是一些不倫不類、不三不四的專家，似藥似醫的醫生，只會藥人不會醫人、更不會活人的真藥生假醫生，說是救人濟世，他們可是藥人內行醫人外行，活人更無能的醫生。不要說我沒有提醒大家，這些苦難同胞是該救的不是該殺的，要救癌症病人只有救救癌病人、救救癌細胞，化惡為良，轉危為安，把癌細胞變成健康的好細胞，那些癌細胞就會健康活化起來，癌症病人也會多活幾年，醫生病人都可雙贏，否則為醫不仁必遭天譴。希特勒手下的猶太人有一些集體大逃亡的，逃到紐約、多倫多的人都能不死，更可以飛黃騰達，成了人見人愛的富翁。我們的癌症同胞只有遠離衛生署的追殺令，遠離醫院、背棄醫生才有存活的希望，不然

「不聽老人言，吃虧在眼前」，別人是「有夢最美，希望相隨」，您卻是「有夢成空，絕望相隨」。可能在不久的將來，台灣人將從地球上絕跡，步上恐龍的後塵，要想看到台灣人，得到當時最有名的「故宮博物院」去看台灣人的標本了！因為一群比較聰明的台灣人都到假醫院真藥學院去當假神，努力地在殺害自己的同胞，而那些不夠聰明的人只好當病人，任人宰割，有自投羅網的，有自相殘殺的，還要將新台幣一帖一疊的送給剛剛傷害他的恩人：「謝謝您的傷害，謝謝您的殺身，謝謝您的奪命追魂丹。」台灣人真是世界超級的冤大頭。當初假如聽我的話，就不會絕望相隨，台灣人現在正在接受全世界最不公平的對待。

當政府（衛生署）下了撲殺令，正如火如荼的殺死癌細胞的時候，你們這些癌症病人想不死都難。像得到口蹄疫疫情的牛，必死無疑，您給他六分鐘，他欺負您一輩子，您的一輩子假如是三個月，他們料事如神不會多給您一天。這種Medical Hysteria正襲捲全球，大力撲殺癌症病人，祈求上帝大發慈悲，讓為政者散發仁心仁術。試問，殺死肺癌細胞後，病人用什麼去呼吸？不呼吸能活嗎？與其殺之何不活之。將癌細胞化惡為良、轉危為安，把不健康的癌細胞養成為健康的無癌細胞似是一條可行之路。看到非洲那些皮包骨的人，有人用暴力的機關槍法開到手軟的時候，為什麼不考慮牛奶麵包的方法，仁者無敵，仁民愛

物，可以活之，何必死之。

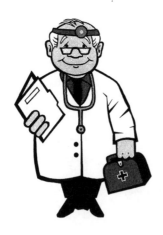

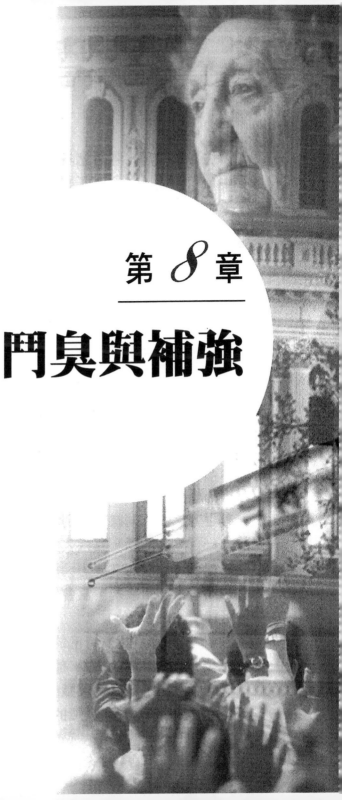

第 *8* 章

鬥臭與補強

　　醫生喜歡鬥臭，告訴您身上什麼好什麼不好，然後著手為您診治，總希望不好的都能變好，這就需要補強了（Enhance you or Strengthen thing）。如果只知道鬥臭而不知道補強，是沒有用的。知道病人的健康情況，可以分析輕重緩急，從而下手治療，當然非常重要，更重要的是，有方法可以補強而將腐朽變成神奇，那些不夠好的部位都能補強到盡善盡美的境界。補強當然以提升個人生命力為方法，以增加元氣、充滿活力為方法。但在醫院裏，一個甲上體位的人經過割腸剖腹之後元氣大損，體力從甲上變成戊下，這種損耗是大損失而且是無法彌補的耗損，生命也就這樣慢慢的喪失。醫院的臨床檢驗雖然五花八門、千奇百怪，但是因為代表性、標準性及科學性有限，不能當作診斷的依據，可以的話也是微不足道。一個用顯微鏡看出的學問，是放大一百倍後的世界，其代表性可能只有百分之一。同樣的，用電子顯微鏡看出的世界是放大一百萬倍的話，其代表性也只有百萬分之一，微小的程度可想而知。要想利用顯微鏡及電子顯微鏡來看東西、來診斷疾病，常會失之小題大作，難有科學性可言。

　　醫學界發明了很多精密的儀器，方法也奇多無比，主要是用來鬥臭用的。他們可以很精密地告訴您，您的心臟出了毛病，腎臟出了問題，膽囊有了問題，腸胃也有問題，最麻煩的是知道問題又不能補

強，只會鬥臭而不會補強，那是枉費一切知識，以前
英國哲學家 Bertrand Russell 羅素先生曾說：「除非人
類的智慧與知識同長，否則知識的增加只能帶來更多
的痛苦。」只有鬥臭不能補強，於事無補。

　　醫生如果不能補強，常常因為方法的錯誤而越鬥
越臭。本來病人求診時有五十多處的毛病，假以時
日，五十多處變成了八十多處，甚至一百多處，病況
也就越醫越危險了，主要是醫生用了內科的「欺騙病
人」和外科的「欺負病人」的方法，減少病人的生命
活力，無怪乎病人都以死亡結束生命、以失敗結束治
療，利用減少元氣的方法在治病，病人不死才怪。

　　補強應該從第一次應診就開始，增加病人的生命
元氣，一點點的增加，病人才會越醫越健康，精神越
醫越旺盛，活力也越醫越滿足，成功必然在望。有人
說：「加減賺較不窮。」「加減了，了了了。」醫病不
補強，讓生命一直衰弱下去是不應該的。也許醫生不
知道怎麼「補強」，那就應該去學習。學會了「補強」
功夫，才是「救命活人」的醫術。

　　那些內外科的醫術只是騙錢詐財的花招。西方文
明會在這些假醫學真藥學的蹂躪下消失怠盡，有如八
掌溪事件的不幸同胞，會被洪流捲入漩渦滅頂喪生，
屆時想救也來不及了，補強應該首由打通脊椎神經、
活化全身細胞作起。有端正的頸椎，才能將充分的血
液循環送上足夠的氧氣及營養通達腦細胞，腦細胞有

氧有能，病人一天比一天強壯自是必然的道理。補強
也應從大腦作起，再用打通任督二脈的方法，將能量
運達全身，讓全身活化起來，如此一來，病人不活也
難、疾病自然消失，健康當然指日可期。

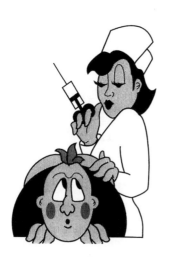

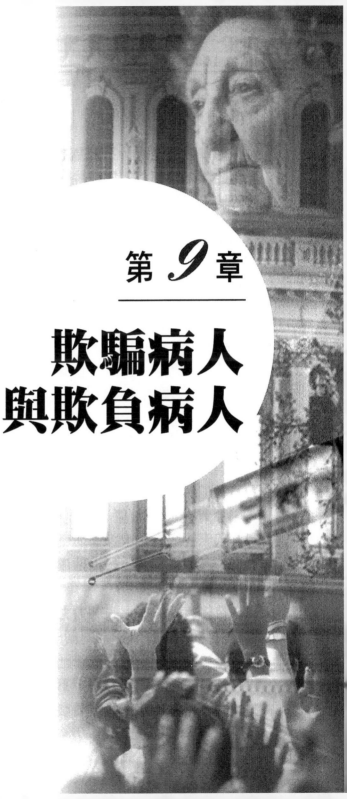

第 *9* 章

欺騙病人
與欺負病人

　　醫學發展至今，只因為罷黜百家獨尊藥學，使得
全國的藥學院都成了醫學院，所有的藥學博士都成了
醫學博士，醫生只知道藥人而不知道醫人，使得眾人
求仁得不仁、求生存得死滅，求醫學得藥學，病人是
醫了，人卻都死光了。

　　醫生不能只顧醫病不顧病人死活，何況目前台灣
的醫生只知藥人不懂得保命，除非醫生學會保住病人
性命，否則所有醫學的進步和醫生的成就都是騙人
的，目前的醫學不論中醫或西醫都在「對症下藥」，這
是欺騙病人的虛幌一招，沒有治病去疾的本事，對於
症狀的壓制是沒有用的，活像那些救火人員，一到火
災現場只設法關閉警鈴，不去滅火，有用嗎？燒成焦
土之後才說奇怪，我已經把警鈴關閉了，怎麼還會繼
續火燒大廈呢？醫生要是一味的對症下藥，則疾病不
受控制；疾病繼續猖狂，病人當然遇藥而亡、遇刀而
傷，那有健康的希望？但見舉國多醫院，院院多病
床，床床皆客滿，大家都病倒，上下皆呻吟，身心皆
無奈，內臟被挖空，好一個淒慘的景象，這種世界大
同是台灣人的悲哀。

　　希望有朝一日大家努力力行健康的生活方式，遠
離醫院背棄醫生，努力開創一個無毒、無藥、無傷
害、無污染、無病痛的清新社會，讓社會充滿安和樂
利、公平道義、和平祥瑞，不像現在要錢又要命，那
些救命恩人竟比陳進興還要壞，百姓求仁得不仁，情

何以堪！當您用一百元去買樂透彩券時，最了不起是您浪費了一百元，但是當您每年花掉五千億新台幣，購買的是一個專門破壞健康、製造屍體及殘障的工廠、摧殘生命的假醫學真藥學的時候，大家的損失則是何其冤枉啊？

　　全世界任何地區，只要有醫生罷工的地方，人民的死亡率都會降低，這不禁使人懷疑醫學的設立是救命的還是要命的。假如是要命的，那麼問題是出在哪裏？醫學的發展錯在哪裏？從一些蛛絲馬跡可以看出幾點真理：

　　（1）Medical care is not health care. It is the worst form of health care.

　　（2）Medical是毒品不是營養品。

　　（3）壓制症狀不是醫病去疾。

　　（4）可以活之不可死之，可以補氣不可洩氣。

　　（5）醫病雖重要，保命更重要。

　　（6）保命當以保有高水平的生物能量為最高標準。

　　（7）能量百分百，健康自然來。

　　（8）活力可以加分，元氣可提升，生命有保障。

　　（9）內科的對症下藥是欺騙病人。

　　（10）外科的割除病體是欺負病人。

　　（11）醫生擁抱失敗、崇拜浪費是不道德的，除非醫生放棄欺騙病人及欺負病人，病人是沒有指望

的，情何以堪。

（12）台灣人將步恐龍後塵從地上消失，將來要看台灣人，得到故宮博物院去看標本，只因為台灣人「自投羅網」「自相殘殺」而絕種。「自投羅網」是因為一有小病，大家都到大醫院去任人宰割、遇刀而終，更有很多醫生不會醫好病體，只會割除病體，所以滿街都是少了盲腸、少了子宮、少了胃腸、沒肝沒膽的「五不全」、半人類，這是對人命的摧殘、對生命的不敬，不是救命的醫術，是違反公理道義、不救反殺的失職。

在一個公義的社會，嚴格的要求人人嚴懲犯罪者、拯救受害者的同時，卻縱容一群假神去犯罪且傷害受害者，這是個非常不可思議的矛盾，這種雙重標準是文明社會的恥辱。病體是受到疾病侵害的受害者，理應經由仁心仁術的醫者無私的救助、努力的悍衛，把受害者起死回生、救活起來，沒想到我們博學多才的醫學博士不救反殺，割除那些受到疾病侵害的病體，使得它永不超生，不但不能活將起來，而且還要一了百了、永不超生，這是哪碼子的救命行為，救命是口號、要命是事實，太過份了吧！

假如醫生沒辦法救活病人，最起碼他也要避免傷害病人，可惜醫生盲目行事慣了，習慣成自然，割除盲腸、去除子宮成了毫不考慮的必然傷害、成了習慣，要命視為必然，人類只好鞠躬盡粹死而後已，求

仁得不仁、求生存得死滅自是必然，這是醫生的失職，不是醫生的成就。

　　醫生除了醫病以外還得保命，保住病人的性命是醫生不可或忘的職責，假如醫生不能保住那條搖搖欲墜的老命，則一切努力都是枉然。有人說實踐是檢驗真理的最高標準，人類除了醫病救急之外，最重要的還是保命功夫。為了保命，醫者應該努力地去維護病人的生命活力，有人稱之為生物能量、生命能量（BIO-ENERGY），唯其有高水平的生命能量，人類的生命品質才能提高，享受生命才可實踐。

　　嚴格說來，現代的醫學只是努力的在「欺騙病人」和「欺負病人」，了無救人濟世的本事，內科的對症下藥只一味的在欺騙病人，活像隔壁的大廈管理員，一味地將大廈控制板內的警鈴開關關閉而不去滅火，有用嗎？醫生用藥物去壓制症狀是一點屁用都沒有，騙騙病人可以，對治病去疾一點都幫不上，藥量用得最多的是止痛藥使人不痛，抗生素使人不生、解熱劑使人不熱、消炎藥使人不腫、鎮靜劑使人不動，到頭來那些不痛、不生、不熱、不腫和不動的人都已走過奈何橋，不堪回首、無語問蒼天，到太平間等著人去把他美容一下而已，這樣的內科成就，讓人懷疑只能騙騙病人，從頭到尾都是醫療騙術一樁。

　　人類原來是可對症下藥，應該是對病宣戰，努力去克服疾病、控制疾病、治本清源，來個澈底醫病去

疾，至於外科醫學，那是負責欺負病人、專門替失敗的內科醫學遮羞用的，把一切失敗的証據，連皮帶肉的切除掉，以為「沒了」就是「好了」，這個神話不知道害了多少無知又無耐的人類，所以滿街都是少了盲腸、沒了子宮的五不全、殘障半人類，即使是成就也是騙人的，但見地球上的人類一個接一個的不見了，在內科的「欺騙病人」和外科的「欺負病人」夾攻之下，人人求醫得藥，求仁得不仁，求生存得死滅，好像是順理成章的事。

在以色列，醫生要求加薪不得而罷工廿九天，結果全國死亡率降低一半；在哥倫比亞，醫生也因為要求加薪而罷工，結果全國死亡率降低百分之六十五，在美國加州、在加拿大安大略省都有醫生罷工而死亡率降低的事實，尤其在加拿大安大略省，原先保守黨執政，衛生部長 Frank Miller 要把 Doctor's Hospital 關閉以節省浪費，醫生學會利用傳播媒體大事攻擊政府草菅人命，不顧人民死活，怎可將救人的機關關閉，次年安省舉行大選，換了自由黨的新政府，新的衛生部長與醫學會談判破裂，醫生進行罷工，結果衛生部長說：「奇怪，前些日子政府要關掉一家小醫院（Doctor's Hospital），您們就鬼叫鬼叫，現在您們自動關閉全省的所有醫院，我可以少付億萬的健保給付，又可少死不少省民，我當然樂觀其成，歡迎罷工。」很快的醫學會立刻宣佈：「體諒政府無錢的苦衷，又兼

顧醫生救人濟世的情懷，下星期一罷工停止，醫生開始上班。」政府只有「暗爽」一個星期。

說真的，每賭必輸的遊戲不能玩，非死即傷的地方少去為妙，拜神都會碰到鬼的時候不拜也罷，我突然有一個很奇怪的想法，台灣不是大喊經濟起飛，政府提唱人事精簡嗎？政府站在保護國人生命與財產的面上，試把衛生署關閉，遣送所有的醫生回鄉種田，停辦全民健保，關閉所有的醫療院所，另成立健康署，教全民怎樣去運動，注意均衡的營養、吃出健康、坐出健康、睡出健康，努力力行健康的新生活，如此一來，初時可能有一些不幸的國人找不到醫療服務而病亡，可是大部分的人在力行健康的新生活後，將平均壽命由現在的七十二歲延生至八十～九十歲，又可活得更久。

俗話說：「留得青山在，不怕沒柴燒。」留得老命一條，不怕沒有好日子過，人人謹言慎行也可終老一生。稍假時日，醫生所造成的傷害降至最低，人們也將更為健康長壽了，到那時候，醫生改做農夫所生產的農產品可能可以養活成千上萬個同胞，說不定比他當醫生還要活人無數。為求適材適用，說不定當農夫比當醫生還要救人多一些呢。一年到來，新農夫養活了上萬同胞，又替健保局省下新台幣五千億，假如將它像樂透彩一樣的分給五千個幸運的同胞，每個都是億萬富翁或五萬個千萬富翁，台灣經濟不起飛才

怪！更可愛的成就是，當全國少掉了欺騙病人與欺負病人的醫生後，全國同胞的死亡率會降低一半，活的日子是甜美的，享受終老的天倫之樂其樂也融融，皆大歡喜，何樂而不為呢？

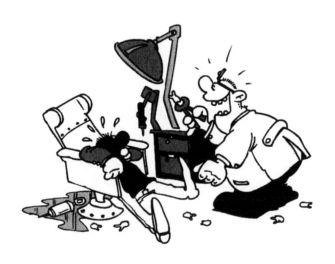

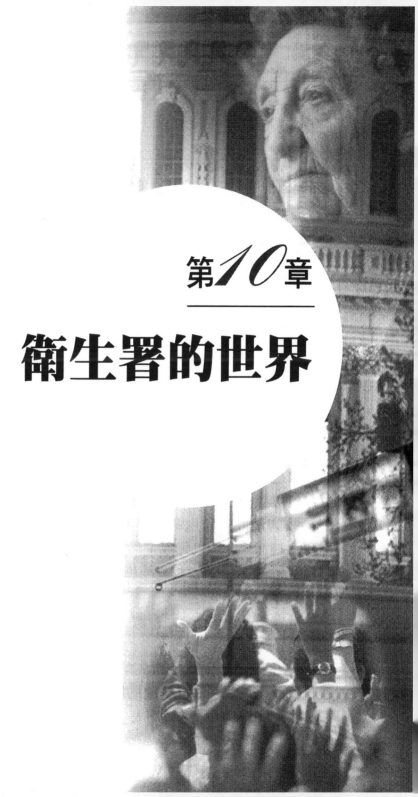

第10章

衛生署的世界

本來，衛生署的英文名字叫 National Health Administration，是管理國人健康的機關，可是行之有年，除了沒有健康、沒有金錢，加上沒有生命。本來，孫中山所創立的中華民國，是要給人民一個「民有、民治、民享」的社會，可是衛生署所給我們的是「民沒有、民不治、民無享」的三沒主義。

台灣有兩種人，聰明的人都到醫學院去當假神了。剩下的人比較不夠聰明，只好當「病人」任人宰割，排隊去見閻羅王！在一些人自投羅網，另一些人自相殘殺的努力下，台灣人不多久即將從地球上消失了，台灣人就是這樣失去健康、失去金錢、失去生命的。

現在，拿了健保卡到處逛醫院、看醫生的人，會發現自己是全台灣最不健康的一群人。一個沒有增進健康的健康服務，是比沒有增值的股票還要可怕，前者損失的是健康和生命，後者損失的只是身外之物——金錢而已。損失健康是最大的遺憾。一不小心命都沒了，成為民不治，等到送到山上去長眠的時候，是螞蟻享受不是同胞享受。在民沒有、民不治、民無享的社會裏，想要「立足台灣、放眼天下」，恐怕太難了吧！

衛生署還是要維持原先的創意、關心國民的健康，好給全國人民一些健康的增進，放棄內科的「欺騙病人」和外科的「欺負病人」。眼看著台灣人一個接

一個的排隊去見上帝，做官的怎麼會不著急呢？衛生署應該停止一切殺戮。癌細胞原本是健康的細胞，受到癌症的侵害而癌化，是該救的不是該殺的，有本事您把癌症的病去除，把受害者救回來，那有不救該救的而濫殺受害者，天理公義又在那裏，與其死之不如活之。您會發現很多台灣同胞與癌細胞共存共榮，好多！癌細胞是可活的，該活的，大家努力的來養活癌細胞。把有癌的器官變成沒有癌的器官（癌化的都健康），人命何等可愛，把癌細胞變成沒有癌的細胞，多好。養活癌細胞，它就變成健康細胞，那些沒有癌細胞的子宮、食道、胃腸都好，人命關天，只要是您的骨肉，可以活之，不可以死之。

　　當您的病人都因您而死亡時，您應該檢討缺失，改善作法，醫而活之可也，醫而死之不可也，知過能改、善莫大焉，不要只顧醫病忘卻促進健康，不要只管鬥臭而忘卻補強，不要只顧醫病忘卻保命。把台灣人留在台灣久一些，台灣是我們的，是我們的天堂，一個豐衣足食的蓬萊仙島，衛生署加油！請台灣醫界不要陷衛生署於不義！

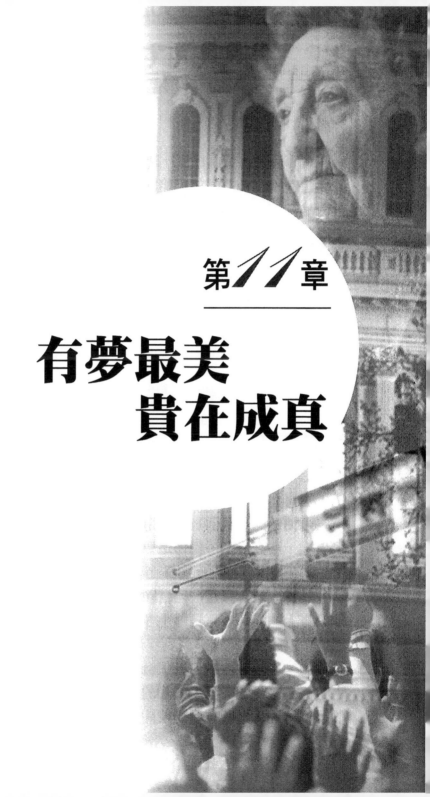

第11章

有夢最美
貴在成真

　　有夢最美，貴在成真，就是希望相隨；無法成真的夢想最醜，乃是絕望相隨。我們的衛生署每年花去新台幣五千億元去購買「全民健保」，結果所買到的健康服務，讓全國人民的健康泡湯，讓那些追求健康的人美夢成空。這又是怎麼一回事呢？拿了健保卡到處逛醫院看醫生的人會發現，他們是全台灣最不健康的人，反而是那些拿了健保卡而不去看醫生的人才能健康長壽。

　　醫生對全國人民的健康有負面的影響，實在令人遺憾。盡信醫不如無醫，從結果的如此惡劣，您我應該知道是方法及觀念錯誤的結果。西方醫學採用內科的「欺騙病人」及外科的「欺負病人」為方法，每醫必藥、每藥必毒、每治必割、每割必傷、每療必拉、每拉必溺。人們渴求健康；強壯，均以病痛癱瘓收場，遇醫而終，遇刀而亡，其死亡率比一萬顆原子彈還要可怕，比一萬個賓拉登還要恐怖，而且死亡率與日俱增，沒完沒了，使得追夢的人群夢醒身亡，而且醫生都是把責任推到疾病身上。

　　其實，病人只是一廂情願的，希望醫生能夠拿掉他們身上的疾病，可是醫生並不急於搶救生命、去除疾病，他們去除的是「受到疾病侵害的病體」，病體是該救的，不是該除的。為了合乎正義原則，所有的受害者都是該救的，不是該殺的。沒想到這些仁心仁術的醫學博士，把所有受到疾病侵害的組織全數割除，

不但腐爛的病體都成了生命力零分的死肉一塊，病體
一去不回頭、永不超生。這種不救反殺的行為完全不
尊重生命，不了解科學，追求健康更是緣木求魚，美
夢成空，為什麼會這樣呢？

　　這裏的醫學院都是 College of Medicine，左翻譯右
翻譯都是藥學院，只會藥人不會醫人更不會活人，醫
生都是掛醫頭賣藥肉的，假醫生真藥生，只會將瓶瓶
罐罐的藥水打入人體，不管病人死活，所以越受醫生
照顧的人群，死得越快。我們的衛生署也真阿 Q，助
紂為虐，到處張貼「對症下藥，正確服藥」，這是天大
的謊言，對症下藥只是欺騙病人的虛幌一招。

　　老祖宗說：「真病無藥醫，真藥是醫假病。」醫
生要是一味的對症下藥、不對病宣戰，病人只好乾著
急、等死有份。醫生一味的「對症下藥」，那是自欺欺
人的行為，疾病會更加猖狂，只是症狀受壓制，粉飾
太平，危險照常來，就像「鐵達尼」號郵輪碰到冰山
一樣，全船覆沒是後來的事。

　　有夢最美貴在成真，希望才能相隨；不能成真的
夢最醜，那是絕望相隨，讓很多人壯志未酬身先死。
醫生除了醫病之外，最重要的還是要保命，保有那條
老命最為重要。

　　台灣人每年花去五千億新台幣，還要陪上上萬條
的人命，更有不少的肚子被挖成了「五不全」的殘
障，這種非死即傷的醫術，製造了很多殘障及屍體，

讓人求仁得不仁，美夢成空。

　　三千年前中國有一皇帝——夏禹告誡大家，治水要用輸導不可用阻擋的方式，後者是注定失敗的。可是，我們的醫生專門用抗生、抗熱、抗痛、抗腫、抗動的方式對抗症狀，讓所有求醫的人都美夢成空，求生存卻得死滅。

　　古人說：「真的假不了，假的真不了。」這些逐夢的人都是好夢成空，主要是因為這裏的醫學是假的，藥學才是真的。用藥的結果只是對症下藥、虛幌一招、欺騙病人，騙了三千年，而且都以病亡的失敗收場，古今中外不知多少白骨、多少冤情，都是醫生對症下藥、欺騙病人的結果。對症下藥可以壓制症狀，卻不能克服疾病；有如救火人員只知關閉警鈴卻不去滅火，於事無補，所以醫生對症下藥好像是非常正確，對醫病去疾卻一點功效也沒有，到頭來病人非死即傷，一廂情願的希望醫生能夠救他一命，反而好夢成空，重病身亡。古今中外的醫生都不敢挺身而出，承認自己的無能和行為的錯誤。

　　可是，每次的失敗都是疾病的過錯，都是疾病的猖狂，不是醫生的無能或病人的無奈。為什麼三千年前都知道沒有用的醫療法現在還在使用，而且又都是以身亡作結局。難道賺錢比救命還重要嗎？簡直就是不道德。美國當今的總統布希的御醫Alen Fuhr是一位強調不打針不吃藥的整脊治本醫師。他知道健康無

價，生命價更高，唯有不時的保養才能安身立命、永保健康。有夢最美，貴在成真，真醫假不了，假醫真不了，何苦呢？

像布希總統一樣，啟用每醫必活、每治必強、每療必壯的治本醫學，Dr, Alen Fuhr，善哉！善哉！

有夢固然最美，但得要成真才有希望，不能成真的美夢最不夠美，虛幻一場，一旦夢醒時滿目蒼夷、何等淒涼。賠掉金錢已經夠慘了，還要賠上人命，何苦呢？與其一將功成萬骨枯，何不一將功成萬骨興榮呢！醫生不但要養活癌細胞，使癌化的細胞變成健康的細胞，活命活口才是救人醫病之道，弄死任何細胞都是不救反殺的倒行逆施，一定會功虧一簣，以絕望收場。醫生由原來的「救命英雄」成了「要命的剋星」，只在生死一線之間，可以活之何必死之。

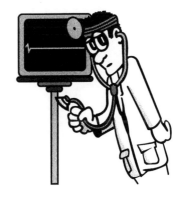

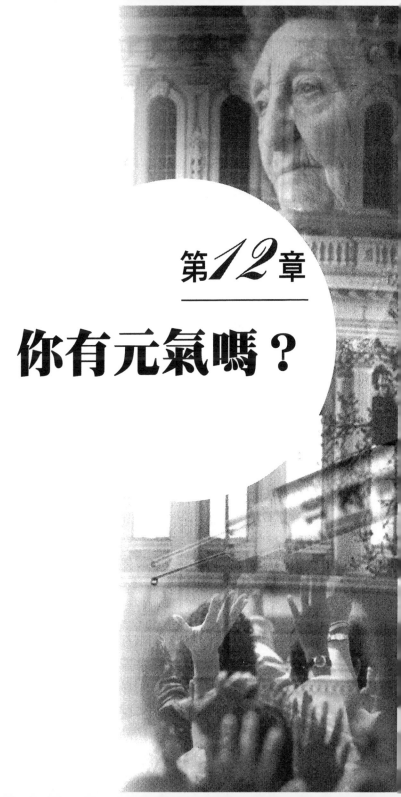

第*12*章

你有元氣嗎？

能量生元氣，
元氣生活力，
活力得健康，
健康有醫學，
醫學真服務。

人生以服務為目的，不是嗎？

沒有增進病人健康的健康服務，比沒有增值的股票還要無用，簡直就是不道德。因為人命關天，怎可等閒視之。

我希望台灣有個每醫必活、每治必強、每療必壯的健康中心。不像時下每治必傷、每療必弱的破壞健康的服務。

台灣人購買的健康服務是破壞健康的服務，充其量是「死亡約會」的場所和製造「五不全」的殘障製造廠。滿街都是少了盲腸、少了子宮的「半人類」，有什麼了不起？一個不小心，健康檢查卻變成通往太半間的移民簽證。今天還活著真是萬幸，總有一天「醫」死您。

在內外科醫學的包操下，台灣病人是死定了。一個用降低生命力去救人的方法，是永遠無法兌現的空頭支票，只有增加生命力的方法才是救人濟世之方。其實醫生天天在祈禱上帝原諒他們，因為他們做了些什麼事，他們都不知道。也許上帝會偷笑，「看醫生作 Makai！」，盡信醫不如無醫。非死即傷的地方少去

為妙。其實想要健康長壽並不困難，只要大家遵守養生大道，身體髮膚受之父母，不可毀傷。遠離醫院、背棄醫生，像猶太人逃離德國、背棄希特勒一樣，不但可以不死，還可以飛黃騰達。

當全民健康保險接受的健康服務是天天健康、日益健康的時候，世界超級冤大頭就會變成超級大強國。

1.How to boost you bio-energy，enhance your health and prolong your life. 如何保命、健康及延壽

一、能量百分百，健康自然來。

人類絞盡腦汁、用盡心血、無所不用其極的在追求健康長壽的方法，可是往往不得其門而入，痛失健康而又遇疾而終，主要是醫學用生命力跌停板的方法在救人，這是永遠無法實現的白日夢。

人之所以為人，是因為有那一口氣在，由那一口氣的氧氣去燃燒一日三餐的食物而化成能量，那是大家所知道的生物能量，是元氣也好，是活力也罷，是人活在世界上的本錢，有能則活、無能則亡，這是很自然的事，高能量的身體一如甲上的體位，是繼續生命的最高標準，有高水平的生命力才有旺盛的生命力，也是健康的保証。

可惜醫學罷黜百家獨尊藥學，棄醫從藥發展至

今，只會欺騙病人及欺負病人，只會藥人不會醫人，人類遇藥而終、遇刀而傷，但是世上的醫學只有「欺騙病人」的內科及「欺負病人」的外科，唯有折損生命、破壞健康，沒有起死回生的本事。

嚴格來說，內科的「對症下藥」是沒有用的，應該努力「克服疾病」才是辦法，假如醫生一味的只有對症下藥，保証病人一定必死無疑。所以說內科醫學是專門負責欺騙病人而設的，對於疾病的克服是毫無用處的，疾病沒有克服，人命怎會保得了？至於外科更是莫名其妙。

本來，世界上有公義才有社會秩序，公義的社會要求嚴懲犯罪者、補償或救助受害者，這是最起碼的公義，可惜我們的醫學博士，錯把受到疾病侵害的病體誤以為是病原，將該救的病體一刀斃命，這是不救反殺的錯誤行為，是 Injustice carry to the upper moot stupidity level。本來，那些腐爛的盲腸、生病的子宮正待仁心仁術的救星來搶救，沒想到來的一些假神惡煞，一刀斃命遇刀而終，這是病人的一大損失。這是什麼世界啊！人類除了要醫病，還得要保命！目前台灣的醫生只會「欺騙病人」和「欺負病人」，不會救助病人。前者是內科後者是外科，這兩種醫學對於治病是外行，對於保命更是不在乎。健保局應該呼籲民眾，不要隨便去看醫生，才會健康、長壽，我真不知道醫生是為何而設、為誰而忙，為上帝，還是為撒

旦？

2.醫病與保命

　　醫生除了醫病之外，保持病人的生命更是重要。不然，病醫好了，病人卻又沒命了，醫病又有什麼用呢？何況現代的醫生不會醫病更不懂得保命，所以醫生看久了，不是沒命就是沒器官或沒身體。

　　醫生把病醫好是他的天職，但是讓病人喪失生命卻是他的失職，要求不死一定要保住病人的性命，否則很多病人的病醫好了，卻意外喪生了，這是對病人的不敬。不但是德術不精，更是德術不良。要求保命，病人的生命力應該不斷的提升，生命活力是人體內的生物能量。這些能量是病人吃進去的三餐食物經由氧化作用而成的能量，有能則活無能則亡，活得多好活得品質良善，端看能量的多寡，有高水平的能量則精力充沛、活力無限。

　　這些能量，有人稱之為生物能量 BIO-ENERGY，也唯有高水平的生物能量才是活人的象徵，醫生除了照顧病人免除疾病的侵害，還要替病人維持高水平的生物能量，不然當病醫好了，病人的生物能量也沒了，只有到棺木去休息，醫術高明醫精術博也都沒用了。

　　台灣根本就沒有醫生，台大沒有醫學院，國防也沒有醫學院，全國所有的醫學院都是掛醫頭賣藥肉的

假醫學院真藥學院，那 College of Medicine 再怎麼擠壓
再怎麼翻譯都只能翻成藥學院。所訓練出來的醫生都
是藥生，只會藥人不會醫人，病人遇醫而終是因為藥
是毒的化身，不是健康的補品，病人越醫越是藥中毒
而亡，醫生可能不知道病人的生命力已經降到谷底
了。醫學如要救人濟世，除了醫好病還要保住那條老
命。遺憾的是，醫病的結果都是病人的長眠，因為醫
生用生命力跌停板的方法在救人，往往大損元氣，康
復緩慢。有時不救反殺更是惡劣，一旦病快「醫」好
時命也就完了，最後更是莫名其妙的氣絕身亡。偉大
的醫學就在台灣同胞一個接一個從地球上消失後，才
知道事態嚴重。

3.因小失大

　　西方醫學常以科學自居，一切醫學步驟講求實驗
証明，可惜這些實驗或証明常常失之以偏蓋全、以小
作大，科學性又太低。有人自稱醫術世界一流，療效
卻一點都不入流，本來一就是一、一億就是一億，這
是科學這是合理。任何以小作大或以大作小都是不科
學，科學是一個可以用數字表達的學問。

　　醫學家發明了顯微鏡，可以看到以前看不到的東
西，所看到的東西是「放大」而來的，一樣的視野，
能見度的範圍可就縮小了，再用電子顯微鏡則其能見
度更是縮小不少。若要等量齊觀並不科學。實驗室的

檢驗更是以偏蓋全，以小作大，有失科學，其準確性更是離譜。試想抽血十cc 或二十cc，就能夠檢查出人體的化學成分一百種，已經花掉您不下一千元一萬元，再精密的實驗室也不會檢查出那麼多種生化成分，但是那是全部生化成分一千萬種的十萬分之一，萬一科學再進步一百年，一千萬種變成了一百億種時，您的一百種檢驗也只不過是一億萬分之一，假如用這種微不足道的知識來作診斷，其準確性差矣！其科學性不足道也。內科醫學的科學性更值得懷疑，最暢銷的藥物如抗生素、解熱劑、消炎藥、止痛劑、鎮靜劑，都是用來抑制症狀用的，充其量只是「欺騙病人」，醫生若一味的「對症下藥」，用藥物去壓制疾病的症狀，結局也是必死無疑，看那不生、不熟、不痛、不腫及不動的人，都是棺木的主人，不禁讓人懷疑內科醫學的科學性，如果稱之為科學也必定是壞的科學。外科醫學就更難過了，試想一個將生命力五十分變零分的又是什麼樣的科學，是一種失敗也是一種損失，怎麼會跟科學扯上關係？可是那些外科專家都是科學院的主管，一個專門破壞生命的人竟是科學家，這種科學家的科學性實在令人懷疑。

　　一個將生命力五十分變成零分的人，是個非常惡劣的不科學、壞科學甚至是個反科學的人，說真的，他們不但「欺騙病人」兼又「欺負病人」。也許有人認為醫生將有病的完整人變成沒病的殘障（少了器官的

人），本身就是一種成就，個人並不以為然，除非醫生學會了化腐朽為神奇，將五十分活力的器官醫成九十分或一百分活生生的器官，人類才有真科學可言。能夠化腐朽為神奇的醫生，才是救命活口的真英雄，也只有將生命扭轉乾坤、轉危為安、化惡為良，科學才有意義，醫學才是名符其實，連病人的性命都不能保，醫學的進步是毫無意義的，那些死在醫院的病人，不管是大病或小病，都是醫生的失敗，把所有罪過歸咎於大小疾病是沒有道理的，怪東怪西就是沒有怪到醫生的無能和笨手笨腳及太不科學的行為。

　　有人因攝護腺開刀而身亡，有人因去除膽囊而身亡，有人因動用麻醉針劑而身亡，有人因切除子宮而身亡，這些都是英年早逝，得不到科學的照料卻又遇醫而終，情何以堪，我們的醫學從救命的學問搖身一變成了要命的技倆，醫生也從「救命英雄」成了「要命的職業殺手」。科學界應時仔細的觀察、小心的求証，把醫學從要命變成救命，還給病家一個公道，醫生除了學會「欺騙病人」及「欺負病人」之外，應該有一部分的人學會保持病人的性命，保命功夫可以與醫病同時進行，您醫您的病，我保您的命，若是如此，健康又長壽指日可期，人類的希望就在一念之間。

4.還人公道 Justice undone

世界上任何文明都是要求社會上存有一個「公道」。「公道」又是什麼？有人說：「公道自在人心。」人心則有一人之心，也有眾人之心之別，若求眾人之心則比較困難，若為一人之心，則比較容易且有異常規。如有眾人之心為規範，則放之四海皆準，比較容易廣為接受。加拿大前總理 Pierre E. Trudeau 曾經倡導一個 Just society，這是一個標準的社會，還給眾人一個公道的社會，二〇〇二年的元旦，教宗保祿二世也說：「社會要是沒有公義，就沒有世界和平。」

公理與道義是任何社會的兩大基石，公理是公眾的理節，道義則是道德的正義，如有公理及道義，則社會有了共識、有共同欣賞的優點，大家讚同的好事一樁，大家規範的律法是大家都能遵循的律法，大家共同追認的好法規，美好的事大家讚同，不好的事大家厭惡，這是大眾共識的道德規範，眾人對事情的好惡有共同的道德標準，一般言之，法律是有規範的，社會上有一種規範是用明文規定的，是為法律，大家一同遵循，有一些非明文的規定，則視為共同的道德標準，常會因人而異、因時有別，不論明文或非明文的，都以共同公認為基礎，大體說來不會差太多，好事與壞事不會差太多，英雄所見略同。

一般社會上對犯罪者極端痛恨，常繩之以法加以嚴懲，對於受害者則極端呵護、施予援救，這是社會

上公認的一致要求，久了也成為習俗。可是不曉得是無知還是忽略，有一群人享盡了人間的榮華富貴、受盡家人的佩服讚賞，卻做出嚴懲受害者而縱容犯罪者的違反公理道義的事情，而且是一錯再錯、毫無悔改反正的意願，使得一將功成萬骨枯，傷人殺身而不自知，蒼生為之喪命，病家為之絕望。

　　這些人就是醫生，是醫學博士，是學問最好的醫者，行為卻是最為違反公理道義的一小撮人群。本來人類出生以後萬部俱全，除了一些天生遺傳的缺陷之外，都能長大成人，大都能安享天年，在天之年以七八十歲為壽。偶而一些比較不幸的人會受到疾病的侵犯而生病，這些病人正待仁人君子的拯救呵護，設法解決病痛和痼疾，沒想到來的仁人君子不但不救病體反而去之而後快，有些器官的生命力減弱，由原先的百分百能量變成了後來的百分之三、四十，又成奄奄一息的垂危，好的醫者疏通能量供足生命，竟然有人不救反殺、化腐朽為「死肉」，將生命了斷求其獎賞，違背生命、違反公理道義而不自知，。即以盲腸炎為例，有些醫學藐視聯合憲章的人權宣言「人人都有相同的生存權」，竟然私相授受判定生死，與上帝借膽而狐假虎威，借上帝之權威行撒旦之能事，結果本來會痊癒的組織，卻成死肉一塊、永不超生，這些組織不僅盲腸，也有子宮、胃腸、食道、甚至身上所有臟器都是去之而後快，不但延誤治療先機，更是因小失

大，因病不除而命喪九泉。

　　其實醫生也能生死一瞬間，可以死之亦可活之，將右側的第九胸椎神經打通，盲腸即可化腐朽為神奇，由原先生病的百分之三、四十的能量，轉變成為能量百分百、活將起來的活生生的盲腸，這是天生萬物必有所用的佐証，更是人類的智慧。承蒙上天恩賜，那原先所擔心的腹膜炎，卻因腦中能量大量增加，椎動脈的通暢而滿足後腦、中腦幹、橋腦及下視丘的帶氧量，而恢復一些正常的生命中樞的功能而免於一死，免於發燒，免於發炎，求得一線生機。如果世上真有公道，則該除的是疾病，該留的是受到疾病侵犯的病體，若然，我們應該是去其病而保其身，也只有保其身才能保其命，保命也才能還給人家一個公道，今將人類疾病分析如下：

疾病	病人
子宮癌	子宮
盲腸炎	盲腸
胃炎	胃
食道癌	食道
犯罪者	受害者

　　前面的疾病是破壞生命者，可以去之而救人，後者必須救活以還公道，可惜醫學博士違反公理道義，

不將疾病去除（是沒本事或沒意願），而是將病體（該救的）去除，不但是違反公理道義，更是愚蠢至極，不但是生者永不超生，而且往往因小失大，失去整體人身的生命，失敗只是遲早的問題。

失敗似是必然的，如不自知，是為一錯再錯，改善的方法只有放棄錯誤的觀念和失敗的方法和必輸的結局，才能還給病家一個公道，這是醫學上的奇恥大辱，應盡快放棄外科的殺生，醫學才能還給病家一個公道，可以生之就不必死之，可以救命就不必要命，要命若是遲早的問題，當以越遲越好。

有些國家的公道已成習俗、習之久年，或許還未找到好的方法，有些文明是為大錯，實在不能再錯下去，否則會以失敗收場；東方醫學的中醫觀念正確，採取「扶正抗癌」「扶正救人抗癌」的方法，只是以中藥扶正失之無效，抗癌失之不力，是為無方之法；西醫則以殺死癌細胞為始，結果都是以癌病人的死滅為結局，失之為「去人救癌」，這是本末倒置，應該「去癌救人」才對，將癌症去除而將蒼生救活才對，如為去癌救人，則對癌細胞或癌病人則應以TLC（Tender Loving Care）、用均衡的營養去養活癌細胞，化惡為良、轉危為安、起死回生、振衰起疲、化腐朽為神奇的活化細胞的方法，不但要在試管內養活癌細胞（Tissue culture in vitro），並且要在活體內作組織培養（Tissue culture in vivo）養活癌細胞，使癌細胞越醫越

健康。細胞越健康則能量越飽滿，元氣越豐富，活力
越充沛，氧氣越充足，中醫要求以營養取代藥物，西
醫則以呵護細胞取代殺戮細胞，去疾取代去體，還給
病家一個公道，一個起死回生、化惡為良、轉危為
安、振衰起疲、由死變生的公道。給病家一個公道，
需要 Tissue culture in vivo，救活病體是唯一的正道，鄧
小平的一句話：「不管黑貓或白貓，會捉老鼠的就是
好貓。」不管中醫或西醫，能夠養活癌細胞、救活癌
病人的就是好醫學，廿一世紀是好醫學出頭天的時
代，營養可養生扶正，可救活暢達神經、可保命、活
化細胞，可還病人一個公道。

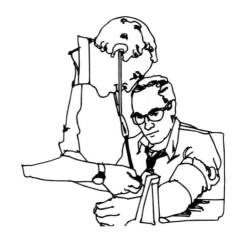

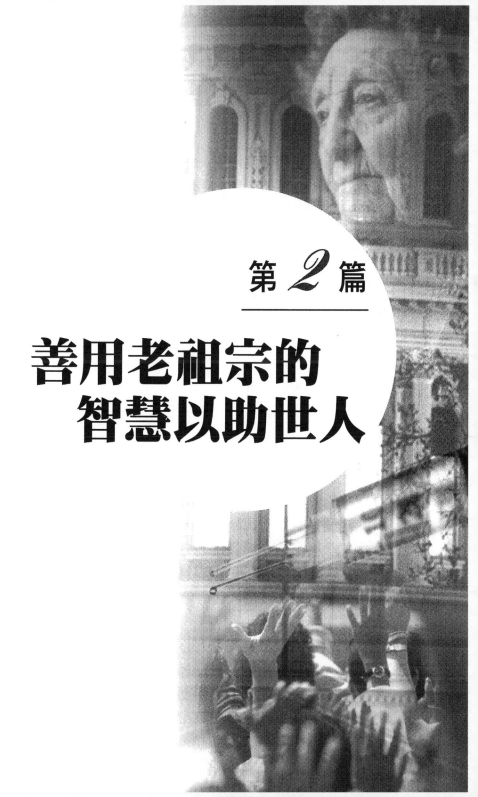

第 *2* 篇

善用老祖宗的
智慧以助世人

　　醫學上我們習慣地用一句話來勉勵自己：「如果沒有知識，也要有常識。沒有常識，也該看看電視。」「在資訊發達的國度裏，容易受騙是常有的事。」由於東西文化的衝擊，有些東方的常識常不見容於西方的社會；某些西方的文化也不能見容於東方的社會，這樣的話，有了知識也是沒有好處。有時候，全世界都公認的真理，卻是經不起考驗的歪理，假以時日水落石出又見真理。老祖宗有一些智慧的結晶很中用，我常奉為圭臬。老祖宗說：「天生萬物必有所用。」醫學院教授卻說：「天生萬物皆無所用，都可切除。」怎麼會是這樣呢？

　　老祖宗又說：「肉必先腐而後蟲生。」醫學院的教授卻說：「蟲生而肉腐。」

　　老祖宗說：「身體髮膚受之父母，不可毀傷。」醫學院的教授卻教您怎樣去欺騙和怎樣去毀傷病人！

　　老祖宗說：「民胞物與，仁者無敵！」為什麼醫學院的教授又教您燒殺毒的方法，去殺死可憐的、待救的受害細胞，生命難道有分貴賤，有分好壞嗎？

　　老祖宗說：「為人醫者當以救人濟世為念。」為什麼醫學院的教授口是心非、傷人為財呢？

　　老祖宗的智慧實在令人心怡，西方醫學則又是華而不實，像馳離歐陸的TITANIC豪華郵輪，船上眾人歌舞昇平，毫無危機感，路上卻是一座冰山比另一座還要高。西方文化會像 TITANIC 一樣在中途慘遭滅

頂。屆時「不聽老人言，吃虧在眼前」。西方醫學既蠢又笨，又是虛張聲勢，內科以「欺騙病人」為主要，外科以「欺負病人」為方法，大行其道，慘遭遺棄為時不遠矣！

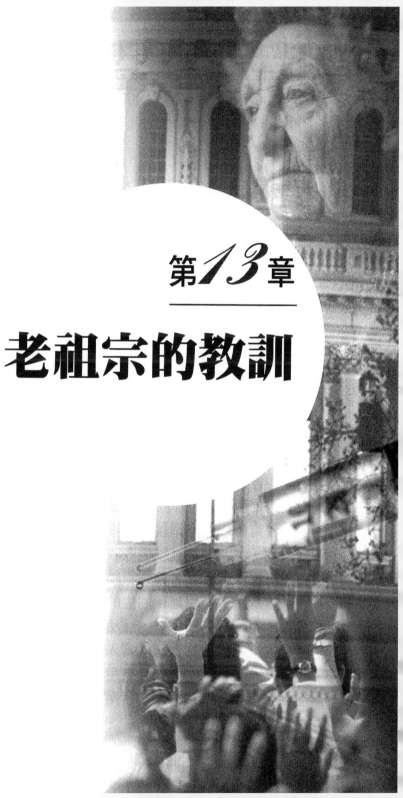

第*13*章

老祖宗的教訓

天生萬物必有所用

　　老祖宗告示世人：天生萬物必有所用。眾人知之也信以為真，可惜西方醫學反常識，篤信「天生萬物必無所用」，所以，他們逢病必割，割去那些待救的器官和那些垂死的細胞。奇怪的是，假如天生萬物必有所用，醫生應該竭盡全力去護衛所有的細胞、所有的生命，為什麼他們會不救反殺將之切除呢？難道他們口是心非、言行並不一致嗎？話說「天生萬物必有所用」，卻為了某種原因又說「天生萬物必無所用」，這就前後矛盾，令人費解了，奇怪的是，他們如此的胡作非為，醫壞了還要鉅資作酬勞更是近乎勒索。一個切除器官、破壞生命的人理應入獄坐牢，居然逍遙法外，還要手術費和紅包，實在不應該。

　　西方醫學觀念錯誤行為乖張，為了小小的一個毛病大動干戈，卻往往以失敗收場，失敗是因為病人遇刀而終或大損元氣。觀念錯誤是因為他們認為天生萬物都無所用，不用起死回生的醫術，而用濫除無辜的方法。不醫好各部器官，而用切除所有器官的方法，使得本來可以活的器官或病人往往遇刀而終，真是得不償失。天生萬物假如沒有用處，為什麼造物者會造出呢？假如天生萬物必有所用，為什麼醫生不取用起

死回生的方法將之醫好，使腐爛的盲腸、發炎的組織轉危為安，化惡為良，變成活生生的盲腸和沒有發炎的組織呢？任何形式的治療都應該考慮生命活力的增進，唯有增加生命力、促進健康才有用處，醫而強之、醫而活之才有必要。任何形式的治療都應該考慮補氣與洩氣的問題，補充元氣是必要的，洩漏元氣是該避免的。

　　一九九二年春，筆者造訪中國河南嵩山少林寺，是一個美國功夫巧遇中國功夫的一段佳話。經人介紹會見主持素喜法師，但見素喜法師右手顫抖不已，右腳也是一樣，那是多年的腦血管問題，俗稱巴金森症，經由胸診發現右頸椎有很明顯的隆起，在施予矯正之後，他右肩恢復了肌力近九成，不到五分鐘，右手停止抖動，右腳也開始有力起來，素喜法師當下到院子去試試他的腳力，竟然能夠健步如飛，有武功的人的確不同凡響。後來素喜問道：「奇怪，您這一手我們中國功夫也會，而且我們作得更徹底，但為什麼我們的不好而您卻這麼有效呢？」我心裏在想：「山不在高，有仙則靈，功夫不在多，有效最好。」我回答說：「任何形式的治療都講求療效，在中國功夫裏被點穴的人會昏死下去，有些穴被點了以後，被點的人反而醒了過來，假如您全部都點，則被點的人不知道您是要他死、還是要他活，反應就是很奇怪了。您們要擇善固執，才會救活人家。」

事實上，有些穴位可以補氣，有些穴位會洩氣，如果沒有考慮到補氣或洩氣的問題，一切治療都會弄巧成拙，甚至大損元氣得不償失。如果接受治療之後，精神飽滿，精力充沛、元氣十足那就對了。如果接受治療之後，全身無力鬆懈，雖然舒服，但是元氣洩光、昏沈欲睡，那就錯了，生命貴在元氣，不容洩氣。在坊間有很多器材，使用之後感覺很舒服卻全身無力，大損元氣，這是得不償失應避免之。那些有磁鐵的枕頭或睡墊、那些腳底振動的機器、那些滾動的按摩椅、那些毫無助益的按摩脊椎會破壞脊髓神經的傳導，都應避之棄之。

肉必先腐而後蟲生

西方國家在工業革命之後，一股發明風吹遍天下，發明了很多幫助文明進步的機器。其中顯微鏡的發明，使人類看到以前看不到的東西，包括微生物的細菌，以為細菌就是疾病的病原，因而有細菌學的興起，這一細菌學將西方醫學帶入死胡同，一直無法勝出。這是一件不幸的發明，人類被細菌學誤導，使醫生捨本逐末，永遠無法打勝戰，原是救人濟世，結果卻是使病人遇刀而終、遇刀而殘。疾病是越醫越猖狂，病人是越醫越衰弱。今天沒有醫死您，但是總有一天等到您。這是每醫必藥、每藥必毒、每治必割、

每割必傷的結果。是失敗的開始，以死亡為結束。

早在三千多年前，中國有一皇帝——夏禹擅於治水，告誡世人治水時用疏導的才會成功，用對抗的或阻擋的都不行，很奇怪的巧合，我們醫生都是用他所說的不會成功的方法——對抗的療法，現代醫學的內科都是用藥物來抗生、抗酸、抗熱、抗痛或抗腫、抗動。一切都是用對抗的方式來應付，對抗的假如是疾病還算有理，假如只是對抗疾病的症狀而已，那就太過分了。原因是內科越是對症下藥的越有賺頭，越失敗的療法越有賺頭，他們根本沒有道理要求自己改善醫術、改進醫德的。

西方醫學的醫院已經成為製造殘障和屍體的工廠，力行白色恐怖的集中營。那長崎和廣島的原子彈炸彈場是每平方公里死幾千人。我們大醫院的開刀房則是百尺見方即已經死了那麼多，而且還在逐年增加，其可怕程度比賓拉登的恐怖攻擊還要高出幾萬倍！西方文明會在西方醫學的漩渦下慘遭滅頂。

其實西方醫學也有「肉必先腐而後蟲生」的觀念，那是生化致病說，但是因為西方醫學發展多頭馬車的醫學，生化、細菌、解剖生理各自為政，誰也不服輸，誰也不讓誰，因此在細菌學的帶領下，醫學倒果為因、捨本逐末，一敗再敗，病人永遠是輸家。生化學士相信細胞的酸鹼不平衡、電解質的成分異常、鈉離子及水分的滲出的不平衡引起細胞的水腫及壞死

為先，等到細胞壞死之後，細菌才會長出來，甚至某
些病毒也要等細胞被病毒吃得千瘡萬孔之後才會出現
的事實，証明細菌的生長已經是病變的結果。

　　西方醫學把細菌當病原，不但是倒果為因，治療
又是捨本逐末，結果是失敗收場，且又執迷不悟，天
底下的病人不知道還要等多久才會看到成功的醫學，
每醫必活、每治必強、每療必壯，把人體器官活化起
來、把人類生命重現，讓人生美化，生活在地球更有
意義。

　　當我們把細菌當病原的時候，我們會努力去殺菌
去毒，但是結果都是捨本逐末，以失敗收場，那就是
一步錯而步步錯的結局。當我們把生化學上的變化當
病原，我們會努力地去強身壯體，結果是強化病人，
病人越醫越勇，健康長壽順為自然。將來的醫學要以
強化病人本身為方法，健康長壽自然形成。如果一味
殺菌去毒，病人也不會因此而強壯起來。要想醫病當
從強化病人作起，鍛鍊堅強的體魄才能達到預防勝於
治療的目的。強化病人是未來醫學的走向。明日醫學
的前景是營養救活之路，絕非趕盡殺絕、塗害生靈之
實踐。

戰爭必有瘟疫、打架必有傷亡

　　自古以來，人類經過無數次的大戰爭，到底人類

有沒有從歷史事蹟學到了什麼？有的，學到的是「戰爭必有瘟疫、打架必有傷亡」。這是一個事實，也是一個常識，只有避免戰爭、努力追求保命與和平最為重要。

話說一九一八年在歐洲大陸，人類正忙著大打出手。第一次世界大戰在歐洲大陸，人們遭受極大的浩劫，只在一九一八年的冬天就死去了三千萬人，死的又多是二十歲到五十歲的壯年，死亡的原因多是肺炎造成的，直到一九三三年，Smith 等人才在文獻登出一篇文章証明世界上有一種病毒，世人才知道有一種流行性感冒的病毒。

他們怎會知道有這樣的病毒呢？那是一個偶然的機會，不小心把一滴血滴到了試管去，試管內養了不少細胞，那些細胞竟然把紅血球吸住成串，形成美麗的圖形，他們稱之為 Rouleaux formation，這些科學家將之稱為「A型流行性感冒病毒」，這些病毒的特性是病毒的外面具有 Mucopoly Saccharide 的構造，可以吸住紅血球成串成堆，活像成串的葡萄，如此一來不但減少了紅血球的帶氧面積，也減少了紅血球的帶氧量。另外一個缺點是，當紅血球成串的時候，很容易塞住微血管，屆時心臟要加倍努力才能擠通微血管內的阻礙，否則靜脈內的無氧血會增加，細胞容易壞死，但是心臟加壓太過份又容易造成心臟衰竭而停擺，心臟一停人就死了，心臟太用力有時會擠通微血

管的阻塞而形成暫時性的缺氧，在醫學上他們稱之為
Guirain-Bair Syndrome，這些病毒的 Mucopoly Saccharide
是人們用來檢驗病毒是 A 型或 B 型或 C 型的抗原，有
時也叫 Hemagglutinin，利用 Hemagglutinin 為抗原，想
要來製造抗體以保護身體是天大的笑話。因為這種抗
原的特性是凝聚紅血球，在抗體還沒有產生以前（平
常要二個星期才會產生抗體），預防針一打，心臟衰竭
即已形成，那些心臟有病的人、心臟肥厚的人只好向
上帝報到了。

　　話說另一次大流行在一九四六年，全世界死了很
多人，他們把當時的流行性感冒病毒，定為 A1 型，
有別於一九一八年的 A 型。過了幾年，人類又有一次
大浩劫，那是一九五七年的亞洲型大流行，那時的流
行性感冒病毒稱之為 A2（Asia），也是因為韓戰之末才
會在亞洲地區引起大流行。

　　直到一九六八～一九七〇間，在香港又找到了 A2
（Hong Kong）。其實，這幾次大流行的傷亡的數字，應
該掛在戰爭的帳上，但是我們聰明的醫學家卻將之掛
在毫無抵抗的流行性感冒病毒身上，有失公平公正的
原則，戰爭引起的傷亡卻用流行性感冒病毒來收場，
真正要預防的是戰爭，不是流行性感冒病毒，那些打
預防針說要預防流行性感冒病毒的動作，是個捨本逐
末的行為，是個永遠無法成功的夢想，還要賠上人命
和億萬金錢更是不值得，因為中國人早已知道「戰爭

必有瘟疫，打架必有傷亡」，何必浪費一些假科學家在
自取恥辱、自欺欺人呢？戰爭是一大浩劫，對人類的
摧殘不是三言兩語可以描述的，當然會造成很多的傷
亡。有時一顆炸彈下來，房子燒光之外，人畜血肉橫
飛，生存環境異常惡劣，光吸到砲彈所造成的毒空氣
已經夠厲害了。記得有一報告指出，第二次世界大戰
結束後，一些軍人從亞洲各地回到東京，就醫的軍人
中有從西伯利亞、中國大陸西南、菲律賓等地。回國
的日本軍人中，最普遍的疾病是呼吸道的疾病。軍人
面對炮彈的攻擊，容易造成肺部的傷害是顯而易見
的，雖然沒有子彈穿胸，但是面對烏煙瘴氣的砲灰和
燃燒過的缺氧空氣，一樣要呼吸一樣要過活，怎會不
傷及肺部呢？

　　人死了，把問題丟給不會說話的病毒，讓它含冤
不白的受到譴責及消滅，人世間這些似是而非的定罪
會是伸張正義嗎？好奇怪的科學、好糊塗的醫學啊！
話說一九七六年，在美國賓州費城集結了一千多位老
兵開會，開會地點是費城的一間旅社的地下室。開完
會回家之後，有一百八十個人身體不舒服，竟然有三
十人發燒頸痛而死亡，這就忙壞了美國的醫學界爭相
研究，想要找出代罪羔羊，可惜亞特蘭大的 CDC 卻報
告：「Cigarette smoking habits at the time of convention is
only significant factor in this studies」。醫學界管它叫「退
伍軍人熱」。背景分析：這些一千八百多位的退伍軍

人，大部分是韓戰及越戰戰場回來的老兵，身經百戰，雖然沒有子彈穿胸，但也吸進了很多砲灰而傷及肺部，平常都不是很健康的退伍軍人，又來到了美東的工業城——費城，空氣本來就不夠新鮮，加上旅社的地下室空調又是失靈，大家高興齊集一堂，努力抽煙，稀薄的缺氧空氣又大量的燃燒，製造出大量的二氧化碳，不生病才怪。回到家很快的病逝也像是他們打完最後一戰一樣氣絕身亡，是戰爭的最後一役。

　　人類的死亡都是耗盡了氣所造成的，呼吸系統不好的人更應努力保護呼吸的順暢，呼吸生元氣，元氣生活力，活力有健康，健康是最大的財富，也唯有呼吸暢順的人才是最富有的人。

人在做天在看

　　我這一生最大的遺憾是「子欲養而親不在」，家母是九二一大地震的一個月後辭世的。他最後一次見面告訴我：「義雄，人在做天在看，您就不要計較了。」算是我最寶貴的遺產了。母親給我的實在太多，這輩子又沒有機會來報答了，假如有下輩子，我願意當您母親換我來報答您的恩情。

　　不管人有多努力多偉大，人定勝天是永遠無法實現的夢想。天是那麼崇高、那麼深奧。人定那麼渺小、那麼無助。人一有病，拜神都會遇見鬼，何其冤

枉、何其倒霉，到了醫院非死即傷，真為生病的病人抱屈，總有一天我會成為一位名符其實的救命英雄，打造一個完全健康的完人，**讓醫學每醫必活、每治必強、每療必壯。以建健康民國，以進快樂大同。**

身體髮膚 受之父母 不可毀傷

人類經由上帝的精心設計，經由父母的用心努力，打造出一個完美無缺的身體。身上所有的零件是萬全的設施，即使遭受意外的傷害，也有萬全的修補機智，所以才有老祖宗的美語一再提醒：「身體髮膚，受之父母，不可毀傷」。

但是現代醫學訓練出一些假神，神不像神、鬼又不像鬼的，把上帝創造的都說不夠好，他們則匠斧神功，可以割心補肺、割腸破肚無所不能，其結果不是製造殘障就是製造屍體，動怒天條為非作歹，怎麼算是醫生呢？奇怪的是越是失敗的醫生越神氣，越是破壞上帝創造的人的醫生越昂貴，人類應該追求健康、遠離傷害，不要幸災樂禍，看到醫生殺人而叫好，鼓勵失敗且崇拜浪費，身體髮膚受之父母不可毀傷，任何毀傷病人的應該受申誡，任何弄死病人的醫生應該坐牢，讓醫學從良，讓生命發光，讓活力再現。

像修理汽車一樣，不好的零件應該修好它，人體與汽車不一樣的地方是，車子可有新而有用的零件加

以更換，人類找不到可以更換的零件，即使有了也沒有 Technology 可以天衣無縫的更換它。照理說，盲腸發炎會使生命活力從九十分降到五十分，醫生應該竭盡全力恢復其功能至九十分，這種起死回生的本事才是醫界的光彩，可惜醫界不學無術，取破壞為長才、取割切為能事，將五十分的活力變成○分的死肉，這是違反造物者的旨意的。

需要清除的是異物，是外面來的強加於身體的異物，好像子彈入胸、刀箭穿體、白內障、結石等等，異物的清除是必要的，但是身體構造的切除是沒有必要的。醫生們救命要緊，要命則萬萬不可。

西方醫學利用似是而非的醫學理論，施行口是心非的醫德，進行倒行逆施的醫術，大行其道大事殺戮、造孽無窮，實應討伐。如能及時改善，知過能改善莫大焉。人類智慧急待開發，人類生命急待搶救，只有秉持造物者的美意，身體髮膚受之父母不可毀傷，可以活之何必死之。放棄外科，人命才有保障，人性才能大放光芒。

都是「對症下藥」惹的禍

一旦聽人說起某大醫生料事如神，對病人的求醫都能對症下藥，我就開始替他的病人抱屈。世界上最蠢的醫生就是對症下藥。因為藥是毒的化身，真藥是

醫假病，真病又是無藥醫。

　　為了要拯救病人，醫生用盡所有的方法是值得鼓勵的，可是對症下藥是最蠢的方法，醫生對病人的承諾是用盡心血去醫好病人的病，讓病人恢復健康，可是醫生要是對症下藥是無補於事，反而會越醫越糟。醫生的責任應該是協助病人盡力穩定病情，進而克制疾病，使病人康復。可是光對症下藥是不夠的，疾病的症狀常是紅腫熱痛的症狀出現，這些症狀是疾病的煙幕而不是疾病的本身，若只是對症下藥或下任何治療，都是偏離主題不切實際的，就好像救火人員到了火災現場只忙於關閉警鈴，不去滅火，燒成焦土自是必然的道理，醫生只是對症下藥，病人的病情持續惡化也是必然的結局，那些死在醫院的都是醫生對症下藥的結果。

　　其實醫生應該努力去治病去疾，不要對症狀過份關愛，治病去疾當求治本清源、一本萬利，努力追求醫術去清除病原，努力追求一本萬利醫好疾病的方法，對病要有對策，對症可不必做任何處理。

　　對症下藥將中國醫學帶進死胡同，將西醫的內科醫學帶入毫無用處的境地。幾千年來，人類求仁得不仁，救生存卻得死滅的原因是對症下藥的誤打誤撞。如能知過能改，善莫大焉。這樣的改善，人類生命才有保障，人類的健康才能加強。是的，對症下藥或對症下什麼都是沒有用的，只有正視問題所在，努力地

去疾治病才會有用，對疾病的控制是必要的，對疾病
症狀的壓抑或去除是沒有必要的。

知之爲知之 不知爲不知 是知也

　　子曰：「知之為知之，不知為不知，是知也」是
一個非常不正確的說法，是孔夫子老糊塗的言辭。有
人說：「了錢是錢，賺錢也是錢，是錢啊！」又說：
「活人是醫生，死人也是醫生，是醫生也。」這些言論
一目了然，錯誤百出。賺錢是可喜的事，了錢卻是悲
哀的事：醫生活人是應該的，弄死人則是萬萬使不
得，孔老夫子的迷糊讓中國的醫學承受不白之冤。活
人是醫，死人也是醫，醫死人的權利更是豐碩，醫生
那有肯上進活人的理由，醫院成了製造屍體及殘障的
工廠。人們自投羅網，奔是可悲。醫而活之可也，醫
而死之不可也，站在生命的立場，醫生應該救生不應
該殺生，醫生應該養生不應該殺生，醫生應該回春不
應該傷身。

　　「身體髮膚，受之父母，不可毀傷」到了醫院，
醫生一定幫您毀傷而且往往因小失大，為了救您的攝
護腺的毛病，開了刀，把整個人的生命都要了去。為
了治療子宮上面的一個小肌瘤，賠了一條命，值得
嗎？為了乳房上幾顆瘤細胞，就把乳房切除；一個注
重人權的國家應該重視任何人的生存權。最重要的還

是要保護病人的生存權，那些任意宰割病人的醫生都應該給予申誡、罰款或坐牢，不應該讓他們繼續魚肉鄉民，任意宰割，持續斂財。

其實，可以活之、何必死之？把人救活起來不但醫生很有成就，病人也很高興！要活人則應採取最沒有傷害的方法去救人去治病。一個重視人權的國家照顧他的子民，從照顧病人開始，應該細心呵護、無微不至，不可任意宰割、草菅人命。那些弄死病人的醫生應受罰款或坐牢或吊銷執照。不應該任意讓他一而再、再而三的傷害病人。

一個注意人權的國家不能光喊口號，而是照顧他的國民的健康到無微不至的階段，給人民健康不是破壞他們的健康。目前的醫學最大的盲點就是因小失大，為了要醫您的小病，把整個人的人命都搞丟了。這種不救反殺的錯誤，到處明顯易見，但是醫生還是執迷不悟，一再失敗，一再因小失大，讓人搖頭。

一個注重人權的國家對每個人的生存權都要保障，尤其是病人的人權。為求病人的人權有所保障，活人的醫術應該極力拓展，死人的醫術應該極力禁止。有人號稱醫學泰斗，醫術又是世界一流，可是他的療效卻不入流，病人一個接一個莫名其妙的不見了，這種醫生早就應該停業了，還讓他服務成千上萬的病人，難道社會有公理道義嗎？群眾的眼睛是不是瞎了？還是這個社會只要有醫師執照即可殺人無數

呢？天啊！這是什麼樣的世界呢？可以活之何必死之，人世間人在做天在看，不是不報，而是時辰未到。

　　也許是誤打誤撞，我算是上錯天堂投錯胎，來到了台灣帶給媽媽無窮的痛苦，從小媽媽教我要知書達理，做人要有禮貌，媽媽說：「功課還沒作完嗎？我要開飯了！」我很有禮貌地答道：「是的，我還沒作完，再等一下。」總是這樣回答母親。可是到了加拿大，這個回答就變成了：「No，I have not.」奇怪！媽媽的「是的」卻變成加拿大的「NO」，東西文化背景不同，竟然是非不分，讓我產生無限的矛盾。思想觀念的不同，所領導的行為也大大不同，幾年前在溫哥華舉行的世界高峰會議，美國總統克林頓對蘇聯總統葉爾欽說，日本總理的話不能信，我們的「是！是！」他的「不是！」差點引起政治風暴。東西文化南猿北轍，相異其趣，東方醫學與西方醫學竟然是大相逕庭，但是遲遲都不奏效，東方醫學雖然觀念較對，但是方法上對症下藥誤導醫學，效果更是緩不濟急，西方醫學卻又立論錯誤，一步錯而步步錯，從理論到實踐樣樣走樣，連結果也是失敗收場，醫院成了屍體及殘障的製造廠，人們的健康成了荒唐的神話，永遠無法實踐的夢想。要給您健康卻又剝奪您的健康，說要醫好您的病卻又往往要了您的命。

　　中醫的「扶正抗癌」與西醫的「殺死癌細胞」是

完全不同的對立。癌症是個很麻煩的疾病，一個是「扶正救人抗癌」的觀念，另一個是「殺人救癌」的觀念，不管什麼觀念，現在都是失敗的，最嚴重的錯誤是西醫的殺雞取卵似的醫法。殺死癌細胞是錯誤的觀念，Why not with TLC instead. 任何生命，不論是健康或是不夠健康的，都有相同的生存權。

這是聯合國憲章所規定的，人人都有相同的生存權，癌細胞也好，健康細胞也好，也都有相同的生存權。中醫要扶正抗癌就是要救癌細胞，西醫卻要殺死癌細胞，這是對人權的藐視，對生命的不夠尊重，這樣看來，中醫比較仁道，西醫則非常霸道。而且西醫都以失敗收場，到現在還沒及時醒悟，不知浩劫要持續多久，人類才有指望，都是「對症下藥」惹的禍。中醫在對症下藥，西醫也在「對症下藥」。奇怪的是全部的病人都是藥到命除，難道藥裏大有乾坤嗎？

醫生假如一味的以止痛消炎壓制症狀，病人只好鞠躬盡粹，死而後已，在「對症下藥」下，任何對策都是沒有用的，只有對病下功夫，病人才有獲救的可能。對症下藥是偏離治病的主題的，做醫生的只有「活人」的權利，沒有「死人」的權利，所以「可以活之，不可死之」，若然，內外科醫學都應棄之避之，不可一味傷人死人。

盡信醫不如無醫

人命關天，生命是如此的脆弱，醫生又是如此的無能，有醫生我們可以活到五十歲，沒有醫生我們可以活到七十多歲，盡信醫不如無醫。我們的醫生實在不應該用減少病人生命力的方法來救人、治病。改用增加病人生命力的方法才是正確。放棄醫生、遠離醫院是唯一健康長壽之道。醫院裏有內科，也有外科，就是沒有增加生命的養生科，內科有什麼不好，內科是一群對症下藥的專家，是一群專門欺騙病人、假惺惺要麻醉病人神經，以為不痛就是好了的大騙子，活像救火人員以為警鈴不響就好了似的，救火人員會讓火把房子燒光，醫生也會讓疾病把病人吞吃掉一樣的糊塗，中醫也好，西醫也罷，現代的醫生都是對症下藥，都是要命。

到底人命是什麼？為什麼這麼容易被要去呢？人命關天，人命都是生命力在撐住，人類的生命是依賴著生物能在維續生命，有能則活，無能則亡。能量是由吃進去的食物經過氧化作用而產生。製造能量最有效率的應是大腦的能量製造，它也是代表著人類活的品質，腦能量高的人是活得比較好的人，腦能量低的人是活得品質較差的人群，那是一群不太健康的人群。當然，不夠健康的人是一些容易折壽的人，因為

他的身體的能量是不足的。能量生元氣，元氣生活力，活力有健康，健康真醫學，醫學有服務，服務是人生。

公義與和平

今年元旦，教宗若望保祿二世的元旦咨文：「社會要是沒有公義，就難有世界和平。」一個沒有公義的社會，往往是是非不分，難有天下太平的機會。一個沒有公義的社會是一個不尊重公理道義的社會，是人性的悲哀。

老祖宗告訴我們：「天生萬物必有所用。」醫學院的教授卻說：「天生萬物必無所用。」怎麼差這麼多，假如老祖宗有理的話，醫學院的教授是大錯特錯了，教授一旦有錯，那麼多的莘莘學子只好一步錯而步步錯的一直錯到底了。

在一個公義的社會裏嚴懲犯罪者、補償或救助受害者算是最起碼的正義。可是我們偉大的醫學博士，不但沒有嚴懲犯罪者還要嚴懲受害者，犯罪者應該是侵犯病人的疾病，受害者應該是受到疾病侵害的病體，醫生不但沒有將疾病清除，反而將病體割除，這是嚴重的違反公理道義、嚴重的侵犯人體。同時也是 Injustice carry to the upper most stupidity level.更是藐視生命，不救反殺的錯誤行為。

　　醫生應該去除疾病拯救病人，沒想到醫生縱容疾病，反而切除受到疾病侵害的受害者，而且結果也都是病人的衰弱或敗亡。當有人是一輩子都在失敗的經驗中過活的時候，不禁令人非常懷疑人類的智慧何其薄弱，醫生應該尊重生命，疼惜病人，生命不分貴賤都應尊重，細胞不分健康與否都應給以尊重，生命是無上的尊榮，醫生只有救命的天職沒有殺生的必要，外科如果只是欺負病人，拿掉器官，就應該放棄使用。利用傷害病人來醫病是違反生命原則、破壞人權與健康的。醫生沒有縱容犯罪者（疾病）懲罰受害者（病體）的權利，那是 Injustice carry to the upper most stupidity level. 社會要是沒有公義，就不會有世界和平，可以活之何必死之。

　　請我們的大醫師高抬貴手，在開那一刀時算一算有多少生命遇刀而終，「知其不可為而不為之」有時候也是很偉大的成就。「放下屠刀，立地成佛」，要成救命英雄，就不應該成要命狗熊。

　　聯合國憲章承認：「人人都有相同的生存權」，這是「人人」，是有生命跡象的所有人類，當然包括人類的最基本構造——細胞。細胞不論健康與否，都有相同的生存權，醫生應該盡全力去呵護它們，救活它們，讓它們有尊嚴的生存。醫生應該盡全力提供 TLC 來呵護所有的細胞，沒有權利反其道而行，行殺生之實。

　　醫生們，請嚴懲犯罪的疾病，拯救受害的病體則功德無量，更可發揚公義也可促進世界和平，當上帝關閉一片門後，祂會開啟另一片門。當上帝不要醫生去除盲腸或子宮來醫治疾病的時候，祂會賜給人類一個打通脊髓神經的方法去活化盲腸，來強壯子宮，如此一來人類因禍得福，不但盲腸有救了，子宮也有救了，甚至任何器官都有救了，都可以起死回生，都可以化惡為良。活化器官是對生命的尊重，是對公理道義的伸張，除非人類嚴懲犯罪者而拯救受害者，世界將永無和平安祥的日子。外科醫學的放棄是暴力事件的終止，是人類智慧開竅的開始。

　　上帝慈悲，讓我們用打通任督二脈，打通右側第九胸椎神經的方法，可以活化盲腸、減少腸道的發炎，盲腸不但可以不死（不必切除）並且可以活得很好，幫助消化的功能。子宮如果有病，可以啟用打通L5/s1 的關節，L5 神經活化起來，子宮也因而改善功能活將起來，子宮可以強化，生病也可減輕，上帝賜給人類的恩典實在太多了，唯有放下屠刀立地成佛，隨著智慧的提升，人類生命也就越來越見光明。

全民保命運動

　　用一百元去買樂透彩票，最了不起槓龜了，只是一百元的損失，但是每年用五千億新台幣去購買「全

民健保」，除了泡湯的五千億之外，還要賠上上萬條的人命和無法計數的子宮、盲腸、甲狀腺、胃腸、肝、膽的器官，全民一天比一天不健康，這種遊戲不但不能玩，而且儘早棄之為妙。當我們每賭必輸或是拜神都碰到鬼時，我們應該不賭或不拜，不然花錢招災、折壽又喪命，成為超級冤大頭。現代醫學的內科是用藥在「欺騙病人」。問題出在大家都在「對症下藥」，表面上他們神乎其技，對症下藥，藥到病除，可是這是醫生欺騙病人，使病人在不知不覺中藥到命除。醫生要是僅僅對症下藥，不再對病治療去除疾病，則病人必死無疑，醫生窮忙而毫無建樹，病人遇醫而終。接受醫療服務的人只能享年四十九歲，不接受醫療服務的人，反而可以壽終正寢享年七十五歲，這也是為什麼要關閉所有醫療院所，遣送醫生回鄉種田的原因，除了省下五千億新台幣外，更可少死上萬同胞，少掉無法計數的子宮盲腸之類的器官，再加上賺到的農作物可以養活上萬同胞，這樣的雙贏策略應是國民之福，國家大幸。除非我們的醫學放棄「欺騙病人」的內科和「欺負病人」的外科，我們看醫生才有意義。

　　醫生應該學會醫人治病去疾，而不是僅在壓制症狀下功夫，那些抗生素讓人不生，解熱劑讓人不熱，止痛藥讓人不痛，消炎藥讓人不腫，鎮靜劑讓人不動，這些都是欺騙病人誤導病人而已，那些不生、不

熱、不痛、不腫、不動的病人，都是棺木的主人，為時已晚並毫無生趣，醫學談何成就？醫生那有光彩？外科更是糊塗不救反殺，那些割除的盲腸、拿掉的子宮都是失敗的見證和無言的結局，不是成功的象徵。

最合算的投資

人世間最笨的人也知道，用一元去賺一百萬元是最合算的投資，但是用一百萬去賺一百萬元也不錯，最怕的是用一百萬元去投資卻只剩一塊錢，那就虧大了。其實再怎麼損失也是身外之物，生不帶來死不帶去的身外之物，有人賠了身體又折財，不但花了一百萬去送給醫生，又損失了一條老命，那才是大輸特輸的雙重損失。

台灣的醫學都是掛醫頭賣藥肉的假醫學真藥學院，藥人是專長，醫人則無望，台灣人的悲哀是拜神反遇到鬼，求仁得不仁，醫學院的造神運動是失敗的，造出來的假神是要錢又要命的職業殺手。充其量醫院只是屍體及殘障的製造廠。滿街都是少了子宮、少了盲腸的「五不全」半人類，醫學有什麼了不起。醫生越努力人民的健康越危險，醫生的服務有什麼了不起。

一九九〇年，在中國武漢的東湖賓館的首屆國際按摩導引學術研討會，大會主席袁靖醫師表示，利用

最簡單的設備（雙手）去帶來全身的健康是最合算的
投資。

　　一九九二年，甘肅省衛生廳副廳長石國璧醫師告
訴筆者：「我們甘肅省是個很長的省份，從蘭州到敦
煌的距離幾乎是蘭州到北京的距離，大部份的省民都
是農夫，他們到最近的醫院都要長途跋涉二、三個星
期，有醫院也沒有用，來到醫院不是已經好了，就是
到不了已經死了，假如您能來教我們一些治本醫學的
技術，我們派他們下鄉為民服務，比較方便實際。」
我聽了很感動，於是我到了蘭州去播種「治本醫學」
的種子，因為治本醫學一本萬利，一般醫學一標一
利，相差甚遠在於良效。

　　中國人的智慧在四兩撥千金，利用最簡單的設
備，開創全身的健康是最合算的投資，那些用一塊錢
去賺一百萬元的人是聰明的，那些花一百萬元去看醫
生又被醫死掉是最大的蠢蛋，聰明人不要做愚笨的
事。追求健康、實踐養生之道才是最合算的投資，一
定會輸的戰爭不能打，一定會損失健康的醫生不看，
聰明的朋友，拜神都會碰到鬼的時候，不拜就好了！

　　一九九二年，在北京人民大會堂所舉行的中日醫
學大會，大會會長曹澤毅醫師的講題是「中國要走具
有中國社會主義特色的醫學」，充分的表現出中國人的
智慧，中國的社會到底有什麼特色呢？是有，他們人
多錢少，沒有像日本那麼有錢、那麼浪費資源。他們

可以用最經濟的方法去替最多的人類賺取全民的健康，是最合算的投資。

健康是最大的財富，當您擁有健康時，您才擁有財富，損失健康遠比損失財富來的可悲。但是損失財富又損失健康的人才是最悲哀的事，台灣人的悲哀不在政治不在經濟，而是賠了金錢又折壽，看了醫生又沒命，因為醫生都是用減少生命力的方法在看病、在醫人，病人是越看越不健康，大家的損失不但只是金錢而已，還要賠上萬千白骨，一將功成萬骨枯，其實「一將功成萬骨興」，一切花費才算值得，一切努力才有成就。目前那種擁抱失敗，崇拜浪費的醫學，是一種失算是一種缺德，更是一種威脅。

加減賺，卡不會窮　加減了，了了了

一般人常說：「加減賺，卡不會窮；加減了，了了了。」這個用在醫學上也是很貼切的，有些醫術可以增加元氣、補充活力，有些醫術則是大損元氣，十足洩氣，想活都難。人命的延續端賴醫術好壞的取捨。不管您是元氣的增加、能量的增強或是活力的精進都是好的，有增無減是好的現象。相反的，大損元氣、喪失活力、洩漏能量都是不智的，武俠小說中常有點穴的功夫。有人在身上一點，那人活了起來，另有人在身上一點，此人卻昏死下去，點穴也真不是蓋

的，有好壞之分呢！任何形式的治療最容易遇到的難題就是補氣可也，洩氣不得。

人之所以為人是因為生命力，是因為元氣，是因為能量。有能則活，無能則亡。能量的工廠在大腦，人類的大腦雖然只有體重的2%，但是它用去的氧氣卻佔吸入量的20%左右，可見大腦的重要性了。西方人常說：「It's all in your head。」假如有理的話，All 是表示100%，全部都在腦裏，醫病當以醫腦為首要。

頭痛醫頭，腳痛醫頭，肚子痛也醫頭，什麼痛都醫頭，一定不會有錯，怎麼醫呢？只有打通血路一個方法。大腦中的一切營養及廢物的排除，都依賴著腦血管的血液循環，這些血液循環從心臟出發，經過頸部的時候是分成頸內動脈及椎動脈，左右各二的構造在幫忙，一有壓迫，血的流量會改變，製造的能量也大有不同。所以時常保持椎動脈及頸動脈的暢通無阻是為人醫者最重要的使命。水源（頸部）缺水了，那有什麼灌溉可言呢？

會壓迫椎動脈的地方在枕頭與第一頸椎的位置，所以這個地方的鬆弛有助於救命的功夫。筆者曾經在台北的一些加護病房，利用打開枕骨與第一頸椎的僵結，救了很多不醒人事的人，其神奇的功效也著實令人稱奇。

人類的大腦只有人體2%的重量。但是卻用掉了所吸入的20%的氧氣。萬病皆從缺氧起。大腦的缺氧要

看它缺氧的部位在那裏，缺氧的部位與疾病有關。缺氧的部位在 Medulla Oblongatta 的時候，呼吸中樞會失常、循環中樞會失常，生命中樞會失常，當然呼吸系統會失常，循環系統會失常甚至人會死亡，如果小腦的動脈有缺氧的現象，則小腦的控制系統會失常，屆時病人的肌肉調度會有問體，身體的走動會難控制。

　　假如在橋腦發生缺氧時，顏面神經、聽覺神經都會發生故障。假如下視丘發生缺氧時，溫度控制中心會失靈則全身發燒，溫度會難以控制。假如枕腦發生缺氧時，病人的視力及眼睛會有毛病。假如在中央肢體的大腦發生缺氧時，動覺與知覺都會受到影響。其實，腦細胞的營養及廢物排除都是靠著大腦的血液循環。血液循環要考慮到血的質與量。一方面要求質的改善，一方面要求量的增進。奇怪的是，藥都用光了怎麼疾病還是猖狂，病人依然會死掉，往往又是加速死亡。奇怪的是，那些遠離醫院的人，都能走到平均年齡約七十五歲的壽命，而那些時常有醫生照顧的都是享年四十九、五十九歲，醫院是個折壽的地方，是何道理？西方醫學大損元氣，是折損生命力、破壞健康的，少接觸為妙。怪不得芝加哥的人民醫生 Dr. Robert Mendel John說：「人類要健康長壽有兩條路，一是均衡的營養，二是遠離您的醫生。」

　　醫生是折壽的，醫生是害人的，主要是因為方法不對，利用生命力跌停板的方法來救人是緣木求魚，

永遠無法實現的夢想。假如改弦更張，利用生命力漲
停板的方法救人是立竿見影、指日可期，總會有成功
的，與其死之何不活之。

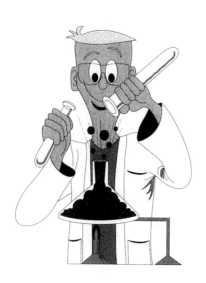

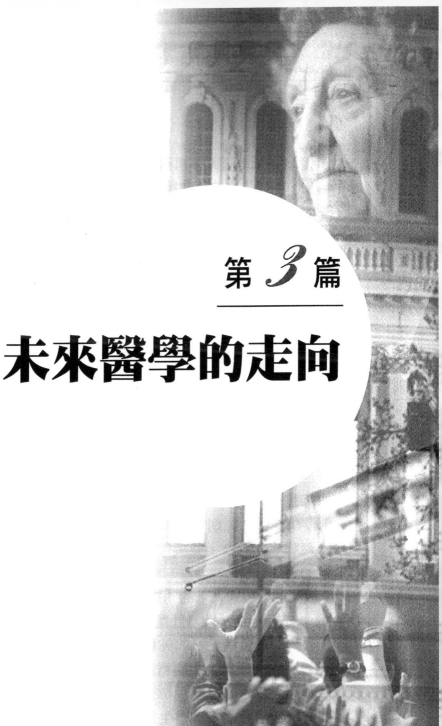

第 *3* 篇

未來醫學的走向

　　未來的醫學是個實事求是的醫學，一如黑貓白貓
已不重要，重要的是會不會捉老鼠的好貓。

　　二十一世紀的醫學真的假不了，假的真不了，事
事將以活人為訴求，每醫必活、每治必強、每療必
壯，以建強壯民國，以進健康大同，開創一個無毒、
無藥、無污染、無病痛的社會，除去該除的疾病，救
回該救的病體，即使癌症也該把癌細胞救活，除去癌
症的疾病，病人因而活將起來，人們因健康而長壽，
醫生熱愛生命，啟用救生素，拒絕抗生素，處處以輸
導為方法，不以阻擋和對抗為方法，神經以疏通為通
暢，有來有往謂之通。

　　人們放棄欺騙病人和欺負病人的方法，健康強
壯，過著幸福快樂的日子。過著民有、民治、民享的
好日子。

　　未來醫學的走向是：

　　1.棄藥從醫，開創一個無毒、無藥、無污染、無
傷害、無病痛的社會，強調每醫必活、每治必強、每
療必壯的治本醫學。

　　2.放棄「欺騙病人」的「對症下藥」，真正的「對
病宣戰」，去除疾病，強身壯體。

　　3.放棄「欺負病人」的外科醫學，去除病體不是
化腐朽為死肉，應該是化腐朽為神奇。割除病體是欺
負病人，不是救命英雄。

　　4.發明啟用救生素，醫生以活人為快樂之本，不

以製造殘障或屍體為行醫之實。

　　5.強調健康的維護和活力的增進，強調保命為醫病的前提，養生延壽為醫病之實。

　　6.放棄每醫必藥、每藥必毒、每治必割、每割必傷、每療必弱、遇醫而衰而亡。以建強壯民國，以進健康大同。

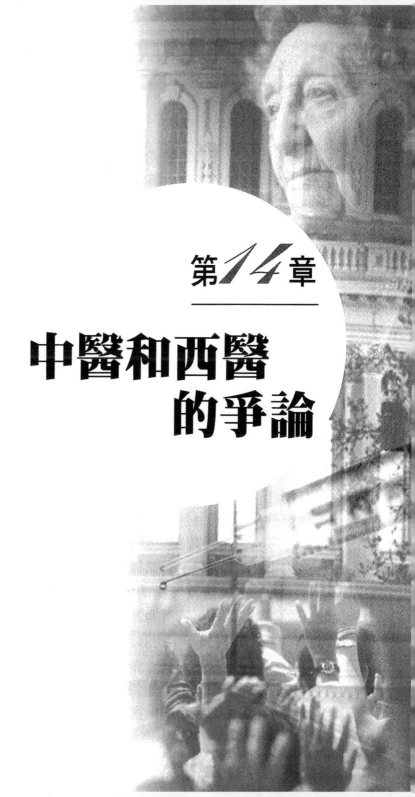

第14章

中醫和西醫
的爭論

　　有人說：「不管黑貓或白貓，會捉老鼠的都是好貓。」說也奇怪，不管中醫或西醫，會醫好病人的都是好醫生，廿一世紀的醫學不是討論中醫或西醫兩種醫學，而是比賽哪種醫學更能增加活力、增進健康。換句話說，只有要命的醫學及救命的醫學兩種。醫學假如不是為了救命或保命則毫無意義。台灣的醫生很多，但是都是不會捉老鼠的貓，病人找他們服務，有如拜神反遇到鬼，包死的。台灣的眾多醫學院中，沒有一個是真的醫學院，都是掛醫頭賣藥肉的假醫學院真藥學院。台大只有 College of Medicine，沒有醫學院，裏面訓練出來的醫生只會藥人不會醫人，藥人是把瓶瓶罐罐的藥水打入人體，醫人是把人弄活起來，強壯其身。

　　活動其筋骨，平和其心靈，不是那幾顆藥丸所能成就的，人之所以能夠活在這世上，完全依賴他的生命活力，完全是因為他有那一口氣的關係。可惜醫生為了醫病，專門找藉口（診斷）去欺負（治療）病人，使病人大損元氣，有氣無力地躺在病床上哀號，醫院成了製造屍體及殘障的地方，不是健康的保養廠。說醫生在治病可真言過其辭，充其量內科是「肉麻當有趣」，外科又是「肉麻就沒生趣」。兩者都是減少活力、破壞健康、摧殘人命的壞醫學，內科最偉大的成就是對症下藥，他們強調他們診斷的準確，料事如神，而且都能對症下藥，那些有病的人他們都能用

抗生素去使人「不生」，止痛劑使人「不痛」，解熱劑使人「不熱」，消炎藥為使人「不腫」，鎮靜劑使人「不動」。奇怪！症狀不是全都不見了，怎麼台灣人一個接一個從地球上消失呢？天啊！這些病人還以為醫生要救他們一命，沒想到等到被醫成「不生」、「不痛」、「不熱」、「不腫」、「不動」的時候，想要抗議都無氣無力了，救命的英雄成了要命的狗熊。

　　台灣人真悲哀，都是「對症下藥」惹的禍。

　　廿一世紀的問題，不是中醫或西醫的問題，而是救命和要命的問題，為了救命則病人的生命力要向上提升，病人應該努力向上增加能量，增加活力，增進健康，延長壽命，能夠提升病人生命活力的真醫學院要大力提倡，那些大損元氣，破壞健康、折損生命的假醫學院真藥學院應予廢棄，假醫生應改行改業，解甲歸田也有貢獻。

　　台灣人在「自相殘殺」和「自投羅網」的兩大洪流的衝擊下，只有步入恐龍的後塵，從地球上消失。若想看到台灣人，可能要到「故宮博物院」才能找到台灣人的樣子了。

　　怎樣才能養命、保命和活命呢？那只有好好的照顧您那獨有的一口氣了，這一方面氣療勝於食療、食療又勝於藥療。廿一世紀不是黑貓白貓的問題，也不是中醫和西醫的問題，而是好醫難求，好的醫學增進健康，增加元氣，補足能量、提升活力，醫而強之、

醫而活之、醫而壯之，能量百分百，健康自然來，讓大家擁有健康，提升活力、補足能量，享受生命，元氣十足，是為自由。

元氣是什麼？元氣是能量，是生之元氣。換句話說，人之所以為活人是靠元氣，只要活著必有元氣，元氣即是生命活力。健康應該可以看得見，活力也應該可以一百分。

若望保祿二世在今年新春元旦的祈福中說：「若無正義，世界就沒有和平。」我就是看不慣西醫專門欺負病人，中醫又是專門欺騙病人，社會怎會和平安定呢？

醫生縱容犯罪者（疾病）而懲罰受害者（病體），是糊塗有加、天理不容。所以我才說醫生是欺負病人的，該救不救，不救反殺是何道理？老祖宗古有明訓：「身體髮膚，受之父母，不可毀傷。」又說：「天生萬物必有所用。」醫生則一定毀傷，又說：「天生萬物必無所用。」這是扭曲事實而不道德又不要臉，枉為人醫者。醫生是救命的，就不應該以「對症下藥」來欺騙病人，更不應該以割除病體來欺負病人，因為那是縱容加害者而欺負受害者的不義行為。

社會如果沒有公理道義，就沒有世界和平可言。當醫生只會欺騙病人或欺負病人的時候，這個社會不會是和平安定的，前者用藥後者用刀使人死不瞑目。醫生應努力治病去疾，不應該只有壓制症狀或去除病

體，掩蓋證據粉飾太平，結局又是為了醫病把命都要了去。

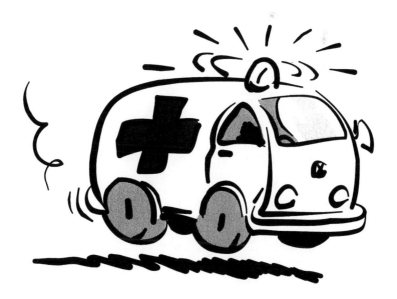

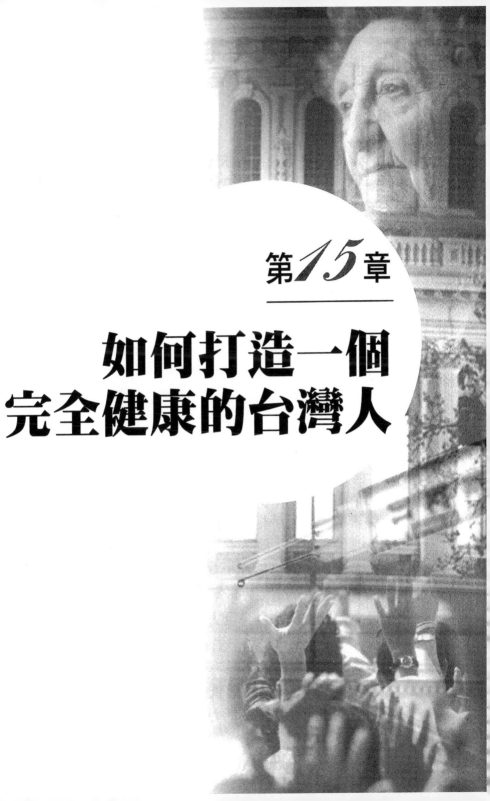

第15章

如何打造一個
完全健康的台灣人

　　健康的生活是人人所求的基本人權，人人都有追求健康的權利。聯合國憲章中的基本人權的基石是人人都有生存的權利，生存權中的最基本要件是追求健康的權利。所謂人人是所有可以呼吸的人們，不論是健康的人或是不健康的人，都有相同的生存權，都有追求健康的權利。擁有健康的生命，是世界上最幸福的人類，也是最「不虛此行」的人類。

　　健康是什麼？

　　擁有全身的完美構造，沒有歪斜，沒有異常，沒有病變，沒有缺陷，沒有遺憾，而且還要各部功能正常。健康是身體的構造百分之百、功能也要百分之百才是完全的健康，甚至還要維持恆久才是盡善盡美。有人很健康但也有些人是不健康的，其間更有不同層次的健康水平。

　　健康是最大的財富

　　健康雖是人人爭相追求的生活品質，能夠得到健康的就是最幸福的人群。有人說健康是1而其它的功名利祿及一切財富都是0，有了0如果少了1那是沒有用的，當然1的重要不能等閒視之，如果可能，使用最簡單的設備得到全身全方位的健康，則是最合算的投資，也是一種幾乎無中生有的成就。

　　錯誤的健康觀念

　　1.一般人以為沒有疾病就是健康，這是最普遍的錯誤觀念，這可能是生命活力水平九十分與六十分的

區別。若是沒有疾病，可能體能還是六十分而已。若要得到健康，可能還要認真努力地促成九十分活力的水平，若要全身健康，則身體的每個部位都要九十分的活力，接近完美的九全九美。

2.以為拿掉病體就會健康起來，其實這是天大的錯誤。假設一位學生有一科目考零分時，總平均分數一定不會是九十分的，假如有三個科目零分，那是萬萬的不及格了，也許像打棒球中的三振出局一樣。連生命都沒了，還談什麼健康呢？

3.以為不痛就好了，不動就安了，不腫就平了，不熱就涼了，其實這些都是症狀的消除，都是治標的障眼法，根本沒有醫到疾病的主題，無知絕非福氣，消炎、抗生、鎮靜、止痛只是內科醫學的騙人把戲，不是醫病的實體，更不能算是健康的保障，有疾病就一定要去除，症狀自然隨之消失，要是只有消除症狀，疾病還會持續漫延。

4.爽就好了，舒服就好了，為了停止疼痛，人類絞盡腦汁無所不用其極的在克制疼痛，往往以為不痛就好了。這是一種無知的表現，知的權利被剝奪，無知絕非福氣，只是不舒服的感覺稍有遲緩而已。但是問題的主題——疾病的進展沒有絲毫的改變。舒服也只是馮京當馬涼、顧左右而言他地偏離主題——治病行為而已。

5.只要吃進健康食品即會健康。事實上，吃進食

物是人類能源的原料，不容置疑的重要，只是人類的
身體一如機器的運作，光加油料而不予以修理保養是
徒勞無功的。添加食物營養是促進健康的一大因素，
但其增加量如果不多，也不見得會有效率的增強，光
加油不修理是不夠好的。前者化學成份的改善才會改
善健康。吃出健康有如汽車的更換機油，成效有限。
增進健康的程度也是有限的，不如先修理好機件問題
再行加油，才能更為完美，生命活力也會盡速增進，
健康也就自然而然迅速到來。好的汽車修理技師修過
的車子都在路上行走，不好的汽車修理匠修過的車子
多是留廠待修，看來生意興隆，其實是笨手笨腳，差
勁無比。醫生也是一樣，不會看好病的醫生生意最
好，門庭若市，病家永遠少掉一個起死回生的機會。
錯誤的觀念會帶來錯誤的行為，錯誤的醫學觀念也會
帶來錯誤的醫療行為，更會帶來不良的醫療效果。當
然，倒楣的還是求救的病人。往往因為醫學觀念的錯
誤而帶給病人無限的痛苦與錢財的浪費，更會造成病
人的傷亡。

　　6.醫院越大醫學越進步，病人的健康越有保障。
這種錯誤的醫學觀念造成醫院越蓋越大，醫生的分科
越分越細。結果是醫院的儀器越多越昂貴，但是病人
的健康反而遭受嚴重破壞，病體更是飽受摧殘。醫院
成了殺戮戰場，病人成了刀下魚肉，求仁不得仁，求
神反遇到鬼。

　　追求健康的人們應以此為誡，遠離醫院的服務，反而會更健康。健康也跟著良好的生活習慣而大有改善。事實上，開創無毒、無藥、無污染、無傷害、無病痛的社會，才是健康的社會。

　　7.以為花錢越多越容易得到健康。現代醫學花招百出，分科精細，有時偏離主題，馮京當馬涼，顧左右而言它，花了很多錢成了冤大頭，到頭來花錢反而招災，有時更是賠了身體。這是健康消費者最冤枉的事情，花錢招災成了最普遍的冤情，醫生反而成了健康的大騙子。不看醫生反而會更健康，看錯醫生比不看醫生還要糟糕，還會損失健康及生命。

　　8.儀器越多越科學，則健康越有保障。理論上說來應是如此，事實上並非如此，儀器越多準確度不夠的時候，多而不當反而失去準確度，科學性也就成了不科學或是壞的科學，效果也就大打折扣。新而奇的玩意有時並未帶來好處，在沒有好處的條件下，科學儀器成了花錢的冤大頭，健康消費者的騙術，其實，健康的養生大道首先要避免對身體的傷害、對血液的污染、對元氣的剝奪以及對生命的摧殘。

能量百分百，健康自然來

　　想要能量百分百是一個理想，完全健康是指身體的構造必須十全，功能也應十美，更應持續恆久，直到天年。要完全健康可真不是容易的事。因為世界上還找不到一位十全十美的完人，所以只要完美到九全

九美就已經非常好了，也因為 Nobody is perfect，能夠
接近完美已經滿足了，一般的醫學以割除器官的方法
在治病，造成該科目的死滅，根本未達到全方位的九
全，要想健康比登天還難，有如緣木求魚的痛苦。完
全健康雖然只是一個理想，但是那是努力的目標及治
療的方向。能夠增加元氣、補充能量，才能讓身體衝
向完美的理想，假如說世界上沒有人十全十美，則追
求九全九美也是一種理想。全身都能發揮能量的九全
九美，也是理想的健康水平了。一個能量九全九美的
人更能終享天年，才是不虛此行，能量充實即健康又
長壽。

如何打造一個完全健康的完人

1. 修理與加油並重的保養方法

　　一如汽車的保養，得法的修理遠超過不時的加
油，再如何強調吃出健康的時候，沒有四肢及身體關
節的靈活，能量運送的順暢是事倍功半的成效。在修
理人體機件的完善時，肌肉要平衡有力，神經要通暢
靈活，血液要流通無礙，細胞要活潑生動。修理完善
及零件沒有問題之後，才來添加均衡的營養，生命能
量更能發揮得盡善盡美，健康也才有保障，生命也才
長久幸福。

2. 均衡的營養

　　怎樣吃才會健康長壽呢？均衡的營養強調有用的
營養，充分的能量來維持生計。食物當然是以容易徹

底燃燒的為最理想。這些食物除了容易徹底燃燒之外，還要能夠達到最高能量的能源為最理想。一般言之，均衡的營養是包括飯、菜、魚、肉等可以消化吸收的食物。要攝取適量的營養品才能有益身體細胞的新陳代謝。在培養細胞的試管中，營養不能太多也不能太少，要剛好能夠維持細胞生命的適當，並要考慮其中的酸鹼濃度。除了飲食的定量之外，還要要求適當的消化及吸收，不被消化吸收的廢棄物則要有方法的排出體外，後者強調腸子及腎臟健康的重要。不但會吃、更要會拉才會健康。喜歡吃藥吸毒的人，不但不會健康，反而容易生病，因為藥是毒的化身，不是活人的營養。一般言之，動物是植物的濃縮品，適當的營養應以動植物並重為宜。營養過剩的生命，新陳代謝加快容易老化，排泄不力的容易中毒，也易老化。進食尤以七分飽為宜，不要把自己的胃腸當成動物的墳墓，更不要把自己的胃腸當成藥罐子，努力開創無毒、無藥、無污染、無傷害、無病痛的健康社會，要健康強壯的大同社會，不是大家同樣病倒癱瘓的大同社會。

　　3.立如松

　　頂天立地，不要彎腰駝背，兩眼平視，抬頭挺胸，直背息膝，讓地心中線Grandy Line能夠通過下類各點的脊椎構造。

　　Ⅰ.軸椎頂Donation Process of Axis

Ⅱ.第七頸椎的椎體中央

Ⅲ.第三腰椎椎體中央

Ⅳ.薦椎前瑞1/3中點

Ⅴ.兩股骨頭之中點

Ⅵ.兩膝之前瑞的中點

Ⅶ.第五蹠骨中點

經過地心中線時，體重是由脊椎承擔的，一遠離地心中線則肌肉參與用力，其工作效率比骨頭差，能量也就浪費不少了。站立不正只是浪費能量，也會因此而生病及損失健康。肌肉也不應讓它過度疲勞而失去工作效率造成彈性疲乏。失去彈性的肌肉工作效率較差，也較容易生病。

5. 睡如弓

睡出健康，睡時以適當坡度的床為宜，且最好鋪之以棉被墊。木板床及塌塌米上鋪棉被為上策。睡時以側睡正睡為宜，雙膝如弓稍彎曲，不可俯睡。睡墊或枕頭不能有磁鐵或其它電磁波的干擾，以免破壞神經的傳導。睡眠時應有適合頸椎弧度的枕頭，最好有十到十三公分的高度與適當的軟硬度，以支撐頭部，以利全身神經的通暢、四肢活力的充沛以及一切生理的正常。

6. 行如風

走路四平八穩，以適當大小的布鞋為最適合，常常走路可以健身，每天起床後到公園及空氣新鮮處，

慢步及走路都是很好的健康運動。一如國民學校的早
操，公園的太極舞、氣功體操都是很好的運動。在走
路跳舞之後，腸跟關節得以靈活運動，一切身體功能
得以發揮，健康也會隨之而來。走路時要防止跌倒，
眼睛地活用以及全身的肌肉平衡，要強調障礙物的清
除。跌倒受傷可大可小，應盡量避免。

　7. 心情鬆

　　心平氣和，全身自然舒暢，緊張是人類的頭號敵
人，因為它消耗大量的能量而造成能量的浪費。心情
輕鬆愉快時，為人處世也會得心應手、順理成章，工
作效率自然大大提升，不工作時，能量消耗可省，一
般心臟的毛病可以減少，如心臟肥大、心臟無力、心
肌梗塞等之問題。心情的壓力有時候會造成自殺或殺
人的嚴重後果，造成的傷害更是難以估計，可見心情
輕鬆是生活的上上良策。

　8. 運動勇

　　規律的運動可以促進全身身心的健康，每天規律
的運動，如早操、有氧運動、太極拳、瑜伽術、氣功
等等，都是有益身心的活動，是養身的良方。運動當
以四肢伸展及脊椎的靈活活動為原則，如何促進任督
二脈的通暢為方法及全身舒暢為目標。運動適量以
後，身體自然，效率提高。身體勇猛，肌肉有力。平
時的工作也是健康的一個好方法。運動當以有恆為成
功之本，運動之後能夠流汗或全身舒暢為最理想。

9. 神經通

神經系統是由中樞神經及周圍神經所組成的，中樞神經以大腦，小腦，間腦，橋腦，延腦及脊髓所組成的。周圍神經則由十二對腦神經及三十一對脊髓神經所組成，負責將大腦等中樞的神經的能量，送達全身的每個細胞以維持生計。神經除了傳達知覺由下而上，由身體到大腦的知覺區外，更由大腦的動覺區將大腦動作的使喚送到全身，有來有往謂之通，生命活力當以大腦的指揮為要件。

環境的影響

1. 避免傷害

避免傷害身體的天災人禍。

天災包括地震、颱風、水災及火災等等。

人禍則包含戰爭、打架、飛機失事、車禍等等。

2. 養成好的健康習慣。

修身養性大法（如前）。

3. 遠離毒藥。

4. 全民運動。

5. 瑜伽、太極、武術、氣功及其它養生功法。

6. 移居和平安定、沒有天災人禍的地方，

7. 重視空氣、陽光、水的品質。

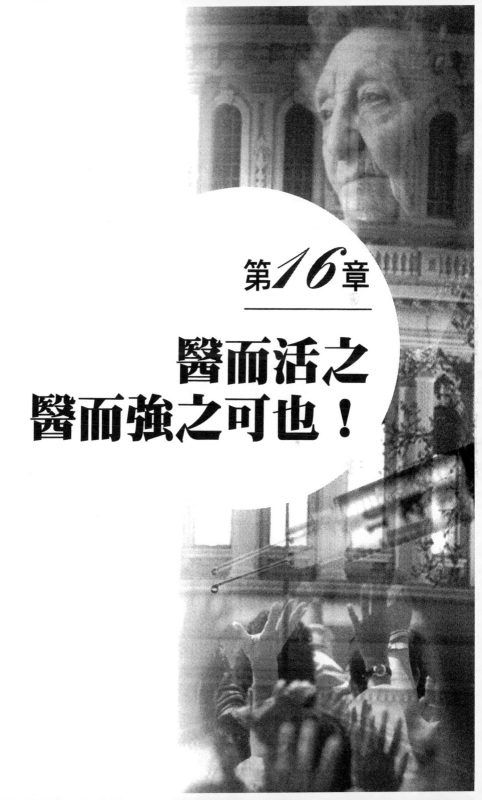

第16章

醫而活之
醫而強之可也！

　　利用內科的「欺騙病人」及外科的「欺負病人」
來行醫已經過時了，現在的醫生要尊重生命、搶救有
病的病體、救回所有生命，不管作任何形式的治療，
一定要求「醫而活之，可也，醫而死之不可也；醫而
強之，可也，醫而弱之不可也。」醫學要求活力的增
進、精神的飽滿、元氣十足、能量補足。

　　醫學上要求每醫必活、每治必強、每療必壯，所
有國民都要求完全健康，舉國皆壯漢來取代舉國皆病
倒、大家皆癱瘓、大家皆呻吟，醫學應該避免傷害及
毒害，放棄內、外科醫學是為必要。推拿、整脊、按
摩、指壓更要避免洩氣及漏氣。補足元氣可也，洩漏
元氣萬萬不可。醫而強之可也，醫而弱之不可也，醫
好了之後，精神充沛、元氣十足是好的，很累很舒服
是假象的舒暢理應避免，舉凡服務過後全身無力、周
身軟綿綿的更是不該。生命不分貴賤，都有被尊重的
必要，細胞不分健康與否，都有被養活的權利。當
然，健康的好細胞和不健康的癌細胞都有被養活的權
利，殺死癌細胞、弄死病人成為不尊重生命的最愚蠢
的作法，應立即停止，搶救生命不分貴賤，知過能改
善莫大焉。

　　在一個高度重視人權的國家裏，不允許醫生濫殺
無辜，為了正視公理與道義原則，醫生只有救生活人
的權利，沒有殺害任何細胞，割除任何器官的權利，
救命也要選擇最有增加生命活力的方法，打通任督二

脈，活化全身細胞的方法，可以活之，不可死之。為了尊重生命，為了社會公理與道義，為了宗教信仰，放下屠刀立地成佛，不開殺戒。我們應該放棄外科，將所有身上的細胞都活化。只有打通脊椎神經的通路就可以活化全身細胞，同樣的道理，壓迫脊椎神經會引起全身細胞的壞死。任何形成的治療，舉凡指壓、按壓、整脊或推拿都應注意神經的通暢，如果會壓迫神經、洩漏身上元氣的動作都要禁之，所以，腳底按摩、脊椎指壓、頸部牽引都應避免，尤其元氣不足的病人應該避免。

　　一般人沈迷於感官的享受，從沒有注意會不會有任何不良後果？以前有一位Ｈ小姐前來就診，不知道自己得了什麼怪病，只覺得好累好累，仔細問過之後才知道，她每星期天去洗三溫暖，在××三溫暖已經有十七年的歷史了，結果她在中心診所的急診處也有近尺高的病歷表，仔細盤問後她說，每星期天她去洗三溫暖，都要接受小姐的全身指壓服務，那些指壓小姐是日本指壓專業訓練的，回去以後星期一、星期二都很輕鬆，又很好睡，但是到了星期三或星期四就不得了了，非送醫院不可，到了醫院左檢查右檢查都是正常的，只是全身無力快要死的樣子，到底是得了什麼怪病呢？該醫院的年輕醫生找不到病因，還跑到美國進修，回來照樣沒辦法醫好！檢查的時候發現她四肢無力，我說她的元氣被洩光了，於是勸她星期天去

三溫暖時，不要接受指壓服務看看會怎麼樣，於是她第二個星期腳就有力了，也不會頭昏眼花，真是「踏破鐵鞋無覓處，得來全不費工夫」，不要醫她自己就好了起來。

　　突然又想起鐘老先生的故事，那是一位台中大里的鐘老先生，他帶著老伴到醫院去檢查身體，結果醫師告訴他：「夫人有肝硬化，應該住院治療，你要不要順便檢查一下！」結果他得了肝癌末期，兩夫婦就住進了醫院。五十八天之後，鐘老先生說病房死了八人，他不願意作第九位，所以自動申請出院終止治療。不知道誰介紹他來找我，我看到這樣的虛弱的老人，惻隱之心油然而生，知道他肝癌末期，更不敢怠慢，一天三次打通右邊T5神經（管肝的）和T10（管腸的），不到三個月，他竟然跟他的兒子去打網球，照了一些照片拿給我看，我當然很高興，為他的恢復健康而高興，並提醒他不要高興得太早，結果他兒子把台北天母的房子退租，搬回台中去了，我很心疼也是諸多無奈。利用週末到台中去看他老人家，我知道次數不夠頻繁，他的病情日漸惡化，突然想到台中有位顏姓同學，我已經把技術傳給了他，請他代勞。這位同學很自豪他的十年的經驗，我又不疑有他，結果我每次到台中，鐘老先生就說：「先生，您來就好了，您的學生來了之後我都很累。」我怎麼會曉得這位學生不聽我的話，有點臭屁，「我老師那二三招我都會，

我比他更厲害，我可以抓整條龍的！」結果不到三個月，等我從加拿大回來，鐘老先生就過世了，我好心疼但很無奈。我勸他兒子，您父親很努力想活下去，我也很想要他活下去，同時我的學生也很想要他活下去，真叫「真仙難救無命人」了。

　　直到有一天，我國小同學的父親來找我，他有心臟病，於是我請台中的顏同學幫我服務一下，這位林先生很喜歡去按摩院，他的浪越指壓剛好派上用處。結果他服務完了之後，我一檢查這位林老先生，腳也沒力，手也沒力，我說糟了！從台中帶回驚人的發現，當時台北診所有兩位指壓小姐在為病人作按摩的服務，我請她們服務過後讓我檢查一下，結果大家都全身無力，全身舒服，我說醫而強之可也，醫而弱之不可也，說舒服說不痛，到了棺木一定是全身都不痛了。知其可為而為之，知其不可為而不為之，何其重要啊！不要誤導病人，從此以後，診所少了指壓小姐，多了強壯的病人。

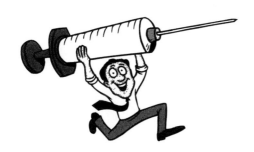

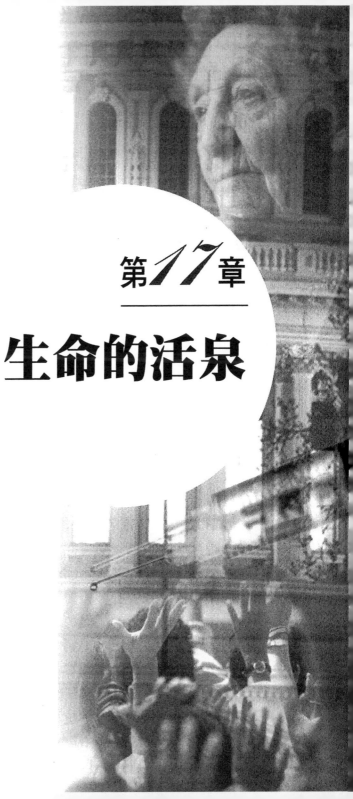

第*17*章

生命的活泉

　　人之生死一線間，腦幹不缺氧生命就不會停擺。人的生命端看腦的功能而定。腦則又分大腦、小腦、間腦、橋腦及延腦，下接脊髓是通往四肢及五臟六腑之路。人的腦細胞約為體重的百分之二，但卻用掉人體的百分之二十的氧氣。氧氣是用來氧化血中食物的碎片以製造能量。製造出來的能量是通往全身維續生計的活泉。

　　中國人的生命的延續靠著一南一北的長江和黃河，人類的生命活泉，也是一前一後的頸內動脈和椎動脈，左右各二、息息相關人類的生存。嚴格說來椎動脈比較重要，因為椎動脈專司延腦及橋腦的營養補給，延腦內有呼吸中樞、循環中樞、作夢中樞、生命中樞，延腦用針一插必死無疑。大腦半球被切掉人還是活著，所以，保護腦幹、維持腦幹的不缺氧是唯一活命之道。

　　也許您不幸的罹患了心瓣膜不全、心臟病、肺癌、腦膜炎、腸炎等一切炎症，只要是腦幹不缺氧，人類是不會死的。記得幾年前高雄有位婦產科醫師把孩子送到小兒急救中心，經過三天三夜的治療，小孩子還是保持著四十℃的高溫，請求我的幫助，我在劉小弟的上頸椎加以矯正，不到一分鐘再量他腋下的體溫，護士小姐說三十七點四℃，奇怪我量了三天都是四十℃，怎麼一下子就變成三十七點四℃呢？不到五分鐘醫師辦好出院手續，手拉著手就與劉小弟走路回

家了。小兒急救中心裏面有很多小孩子有肺炎的、有腦膜炎的、有腦炎的、有拉肚子的，只要矯正得宜，都很快的痊癒起來，這是生命的活泉被打通的緣故。心臟有病、肺部有病、全身有病都是治標，唯有打通生命的活泉——椎動脈的輸通才是根本治本之道。

　　正當您打通任督二脈、活化全身細胞之餘，您還要打通生命的活泉，椎動脈的血液循環。您才能收到事半功倍的救命效果。

　　有一天，在高雄中正路的一家小兒急救中心，董事長劉夫人告訴本人，他們醫院有很多小孩需要我的幫忙，走到保溫箱的前面，她說我們醫院想盡了所有辦法，用盡所有藥物，這小孩的嘴唇還是黑的，再不設法可能下個星期就會Expired，我則一股惻隱之心油然而生，雖然沒有碰過1.5公斤的早產兒，但經董事長一再講，只好死馬當活馬醫，帶著這個小 Baby 直往開刀房去，其中有小兒科主治醫師、有董事長、有護士長、有我、有病童，經過矯正之後，病人嘴唇立刻紅潤起來，當我離開醫院的時候，他們告訴我第二天該小孩就換到普通病房，第三天就沒事而出院了。我的打通生命的活泉救了這位小 Baby，結果第二個星期，他們帶來了七、八個小 Baby 要我動手術，有肺炎的、有腦膜炎的、有腸炎的、有拉肚子的，只要能夠矯正得宜，他們都很快的痊癒了。讓我更加確信，只要打通生命的活泉，要他不活都難，救命竟是如此簡單，

只要腦幹不缺氧，要病人死亡也真是不太容易。所有的醫生都應學會這打開活泉的一招，病人也才容易保命而長壽。

有一天，富美邀我一起探望她的姑姑，正在醫院的加護病房接受點滴及鼻胃管治療，我們到的時候，她的姑姑不醒人事，沒有辦法與我們交談，我在她的上頸椎矯正了一下，即離開了醫院，結果到了第四天，這位姑姑竟然帶了水果到我家來看我，感謝我的奇蹟，這是及時打開生命之活泉的神奇功效罷了。

另有一次，一位媽媽氣急敗壞的抱著她剛出生的小孩來看我，小孩剛出生不到兩個禮拜，這個母親告訴我，她的孩子出生到現在溫度約為四十℃，醫生用盡了所有的藥物及方法都無法退燒，而且還在小孩子的頸部作了氣切以幫助呼吸，我對她說退燒沒問題，但是萬一再燒起來，您還是要帶他過來，矯正以後不到一分鐘，這個媽媽用她的臉頰去碰小孩的臉頰，很高的說：「燒退了！多少錢！」我說：「不要錢，這是我送他的生日禮物！Welcome to Taiwan，希望您將來變成台灣總統，有夢最美，貴在成真。只要打通生命的活泉，再危急的生命都能起死回生，轉危為安。」

香華住進振興醫院加護病房，秀堂約了我禮拜天去看她，到了病床，我看到了一位呼吸急促的病人 Gasping for air，施以上頸椎的矯正後，才看到她呼吸慢慢的緩和下來，大概不到一星期，她就被安置在普

通病房，再不到一星期就出院了，這是生命的活泉救
了她。

　　有一位台北一信的陳襄理，住進了某家醫院，醫
院怪他喝醉酒與人打架才會變成單眼熊貓，眼眶一邊
是黑的，病人告訴我他昨晚那裏都沒去，只是在家睡
覺，醒了就成了單眼熊貓，我想那是椎動脈的關係，
於是在上頸椎加以矯正，結果他第三天就跑到越南去
遊覽了，我跟說他：「愛玩不愛命！」他說：「從今
以後，您是我的生命共同體。」

　　我們要救人、要學會活命，就得要學會開啟生命
的活泉。

Bio-Energy 生命能量

　　人之所以為人是因為有元氣，元氣怠盡時也是人
類說再見的時刻，有解則活無解則亡，生死有命、富
貴在天，其實，生死之命在於 Bio-energy 之有無。

　　醫學如果只顧醫病而忘卻病人的生命能量，則一
切努力都是白費的，醫病藥人又有何用呢？這是醫學
上的奇恥大辱，只顧藥人不知保命是何物。命都沒
了，還有什麼成就可言呢？

　　Bio-energy 是生命能量，是精力充沛，活力十足，
是任督二脈通暢、全身能量飽滿，是健康的代表、是
長壽的保証，沒有元氣一切免談，生命終了時，一切

醫學努力都成空談，CPC 成了醫生往臉上貼金、毫無用處的自作臭美，說什麼心臟病、醣尿病，什麼病都是多餘的、無用的，檢討更是沒有必要，全國十大死亡原因都是十大 M.D. 大誤診（MISS DIAGNOSIS）。其實人類的死亡原因只有一種，那就是腦幹的生命中樞缺氧而死，腦幹不缺氧，人是不會死的，心臟病發、呼吸中止也都是在腦幹停止動作之後才有的現象，不能算是死亡原因，所以只要正常人的腦幹保有一點點元氣的時候，人類還是活著，當腦幹停止運作的時候，人類大腦的能量是救命活口的唯一途逕。

　心臟病最好的療法不是 By past Snigger 或 Transplant，而是第一、第二胸椎的移動

　呼吸系統的毛病是指肺及氣管的衰弱無力，最常見的是幼童的過敏、感冒或氣管炎。打通 T3T4 有助於呼吸系統的強化，幼童都有此病，只因為生前毋需自己呼吸，產後自己努力呼吸，才能有生命的延續。小兒除了呼吸系統的問題之外就是發高燒的問題，表面上那是肺炎、腸炎、泌尿系統發炎等等炎症所引起的，事實上根本的問題是腦中溫度中樞失靈所引起的毛病，只要您恢復下視丘（Hypo thalamus）的供血問題，全身的溫度即可下降，下視丘不缺氧，全身溫度不會升高，所以照顧下視丘的供血才是解決發燒最快速的辦法。

　BIO ENERGY IS TERM TO DESCRIBE LIFE FORCE

OF HUMAN LIVES, TO BE SPECIFIC ATP IS JUST LIKE THE DOLLARS TO THE MONEY IN RELATION TO WEALTH AND ECONOMY.

BIO ENEREY MEASURES LIVES WHEN THE QUANTITY OF YOUR LIVE ARE HIGH, THE QUALITY OF YOUR LIVES ARE ALSO HIGHER. THAT'S WHY ONLY HEALTHY PEOPLE CAN LIVE LONGER.

打開第五第六胸椎，有助於生物能的暢通，增加肝膽胰脾的細胞活力，可以活化這些細胞進而活絡生氣，這些器官打通是為了補足元氣，不可洩氣漏氣，所以指壓按摩的人要特別注意「補氣通氣可以，漏氣洩氣不可以」的道理，活力加分可也，扣分減少不可以，可以活之何必死之。正當器官生病時，生物能量降低時，應設法補足生物能，打通任督二脈似是最快最徹底的方法，一切按壓當以增加生物能為主，一旦元氣洩光，想救命都很難了。

胃與十二指腸當以打通 T7T8 的脊椎神經，讓T7T8 能夠能量十足、活化該部細胞，神經只有「活化及通暢」一科，沒有「內科」及「外科」的「肉麻當有趣」及「肉麻又無生趣」的胡搞亂搞科，可以活之何必死之。活之是將生物能五十分的變成九十九分，死之卻是五十分變成零分的生物能，為人醫者應三思、慎思而後行，您是救命的英雄還是要命的狗熊，端看病人生命能的增加量而定，您的成敗就在那些生

物能的增減了。

打通 T9T10 胸椎神經，有助於盲腸、結腸、小腸、大腸的生理機能，有人說腸子的腐敗是萬病的根源，清腸健胃是健康的泉源，所以打通 T9T10，有助於腸道的正常生理機能，是很有必要的，盲腸炎的最好治療是打通 T9T10 的胸椎神經，以活化盲腸的細胞，不是切除盲腸，前者50%活力變成90%活力，後者50%活力變成零分活力，一活一死立見真章，前者醫生是救命英雄，後者的醫生是要命的殺手。

腸子的宿便太多，肝臟容易中毒、心臟容易衰竭，皮膚容易長瘡中毒，理應清潔乾淨。血液容易污濁，紅血球容易凝集在一起，容易減少帶氧的表面積和帶氧量，腦中容易缺氧，生物能會降低，人變虛弱無能，都是生死攸關。T9T10 的部分神經掌理股四頸肌（Quadriceps）的肌肉運動和腹大肌（Pose major）的運動指揮，往往腸道的衰弱會連帶下肢上提無力，因此腸道衰弱的人雙膝常常無力上提，這是不可不注意的重點，最好是注意正確的坐姿，以防 T9T10 的神經壓迫，往往從膝蓋醫治是枉然的，要從 T9T10 下手更為有效。

T11T12 是通往腎臟的神經，也有部分神經通往大腸，大概是負責固體液體的排泄有關。

T11T12 神經被壓迫時常引起：

1. 腎功能的衰竭。
2. 姿勢性高低血壓。
3. 尿酸過多，BUN 太高。
4. 便秘。
5. 下肢 Osteomyelitis (骨髓炎)。
6. 膝關節病變。

L1L2的壓迫神經會引起：
1. 卵巢功能失常。
2. 膀胱無力症。
3. 輸尿管阻塞緊縮。

很多人在 T12-L1 有歪斜，容易壓迫 L1L2 的神經而造成左右兩邊的發育有異樣，尤其在初經的女孩，這會引起卵巢所分秘的激素左右不平衡，尤其是 Oxyfoxin 的不平衡，更進而造成軔帶鬆緊的不平衡而形成 Scoliosis 的毛病，所以在13-18歲的女孩特別多這些毛病，男孩子就比較不尋常，但男孩子容易因吸煙及喝酒而引起脫水現象，反而容易引起 AS（僵直性脊椎炎）。從 S/IJS 開始把整個脊椎從腰→胸→頸椎一直僵直起來，是一種很難醫又很難活動的疾病，原因不明。

L3L4L5 是坐骨神經的源頭，當然與小腿的健康有關，甚至有部分神經通往子宮、陰道、陽具、睪丸，有關於生殖機能的健康，不孕症患者可經由打通

L3L4L6而引起高生命力的可能，有助不孕症的改善。小腿的肌力與酸痛可經由此處的矯正而改善。

儘量保持高水平的生物能是唯一的方法，也是健康長壽的依據，Use up sparkly要求補氣不可洩氣，最重要。補氣是生物能的加分作用，洩氣則是扣分作用，不能不注意，不然怎麼死的都不知道。這是大損元氣的結果。

現代醫學一有開刀就大損元氣，往往元氣耗盡都還不自知，疾病還沒清除命就給丟了，「留得青山在，不怕沒柴燒」，留得一口游絲，不怕日子不好過，那一口氣的一點點元氣是人生最後的底線，醫生沒有辦法替病人保住最後的一口氣，就算是失職，也算是失敗，醫生的執照應該自動失效。在尊重人權的國度，人命關天，沒有任何人可以任意弄死任何人的，假如不能救人濟世，就應努力學好學乖，找尋更好的醫療法。

醫病雖重要，保命更重要，為求保住病人性命，病人的生命活力，那 BIOENERGY 生物能應該無時無刻只有加分不可扣分，大損元氣的如一般手術，也只有當病人元氣夠量時才能行之，而且以盡量少花為妙，沒有本錢就不要花大錢，沒有元氣十足就不應該大損元氣，量力而為最為必要，可以活之不可死之，可以強之不可弱之是基本要求。

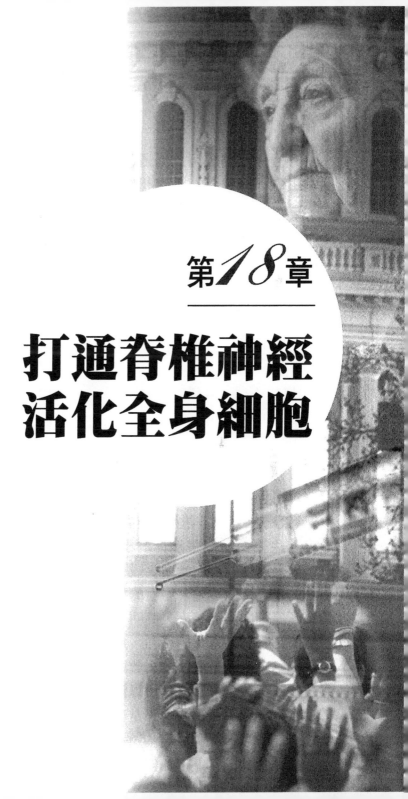

第18章

打通脊椎神經
活化全身細胞

　　打通脊椎神經可以暢通任督二脈，活化全身細胞。生命不分貴賤，都有相同的生存權利，故人有言：「天生萬物必有所用。」可是我們的醫學博士，篤信「天生萬物必無所用」，舉凡生病的器官、腐朽的組織，都可去除而成快，其實那生病的器官和腐朽的組織都可以起死回生、轉危為安、化惡為良及振衰起疲。所有的醫生都應學會活體組織培養（Tissue Culture in Vivo），不應該以殺生傷身為方法，賺的是區區的手術費，損失的卻又是病人的億萬個細胞和要不回來的生命活力。

　　如果能夠打通脊椎神經、活化全身的細胞，即使是發炎的、是生癌的，都有被養活的生存權。醫生殺死癌細胞是反其道而行的倒行逆施。養活癌細胞才是醫生救人濟世之道，殺死癌細胞是個無法原諒的倒行逆施，而且均是以絕望收場。醫生救生何其困難，殺人何其容易，對象方法搞錯是為原因。

　　醫生要是想克服癌症的疾病，一定要養活癌細胞，延長癌症病人的壽命，殺死癌細胞永遠是對象及方法的錯誤。對這點，中醫的扶正養生抗癌總比西醫的殺死癌細胞弄死癌病人高明的多。事實上，生命不分貴賤，都有被尊重的權利，那有不救反殺的道理，要除則除去癌症是聰明的，救回病體更是必要的。打通任督二脈，全身細胞都可以活化，當細胞元氣大增的時候，要它不活都難。正常有癌的發病細胞必成無

癌的健康細胞，人類才會活得起來，壽命也會因而延續下去，可以花錢消災又延壽，何必花錢招災又折壽呢？Provide Tender Loving Care Instead of Killing your Patient，醫生救人當以活口為先，可以活之何必死之呢？

　　人類的大腦算是一切生命的指揮中心，是生是死完全取決於腦的指揮能力，尤其是腦幹的生命中樞，這裏的腦細胞不能有分秒的缺氧，腦幹一缺氧人類的生命就要結束，腦幹不缺氧生命即可繼續延續下去，人腦分有大腦、小腦、間腦、橋腦及延腦，下接脊髓而至全身的細胞。大腦可以切除，人還是活著，可是延腦不能用針去傷害它，否則生命就會結束。而延腦的一切生計全又依賴著動脈的血液灌溉。人類的腦細胞約有人體體重的百分之二，但是它卻用掉了百分之二十的氧氣，氧氣是用來氧化血中的食物碎片，製造出生命所需的能量，這些能量可以讓人元氣十足、精力充沛、精神飽滿、活力滿滿。是活人的象徵，是健康的表現，也是長壽的保險。除了製造充裕的大腦能量之外，還要打通能量的運送管道，那是人體脊椎神經。如果能夠打通脊椎神經的通暢，即可活化全身細胞的生命，就像維持高速公路的全線通車，好讓車輛能夠運送柴米油鹽醬醋茶，台灣人就不會餓死一樣。醫人救命活口，當以維持腦幹不缺氧為首要，打通椎動脈的血液循環為首要。

　　醫病固然重要，保命更是重要，現代的醫學保命的功夫奇差無比。醫而活之可也，醫而死之不可也。醫生救命活口比賺錢重要，保命比醫病還重要，醫人也比藥人重要。可是現代的醫生連這都不會，醫病都成問題。醫生只會藥人，把瓶瓶罐罐打入人體，說是醫病也只是片面之辭、不可能的事，要活人更是緣木求魚，那些瓶瓶罐罐只能做到對症下藥，疾病是越醫越猖狂，病人是越醫越衰弱。

　　警告信號，它是告知病人趕快找人幫忙吧！您把這些信號關掉，並不能代表危機已經解除。有如救火人員一到火災現場，只把警鈴關閉不去滅火，是於事無補的了無屁用的。醫生只有壓制症狀沒有醫病去疾，只會欺騙病人，對於醫病去疾了無助益。只會對症下藥是不夠的，去除疾病及妖孽才夠偉大，去除疾病的症狀及去除症體是倒行逆施，救命活口當以病體的生命九十九分為理想，不是以生命零分去炫耀。生命不分貴賤都應受尊重，醫生的內科專門欺騙病人，外科則欺負病人，都應立即停止以示尊重生命，保障人權。當您拜神卻遇到鬼的時候，該怎麼辦？不拜不行的話少拜為妙，非死即傷的地方還是少去為妙。

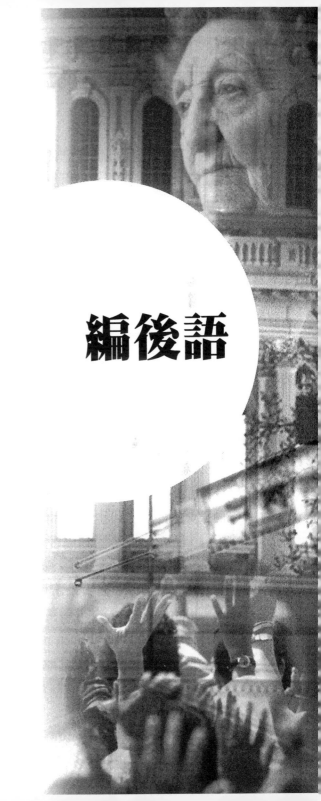

編後語

　　正當我回到我心裏惦念的美麗島時，突然驚聞惡耗，華航又發生空難，二百五十五條台灣人命又不見了，同時也發現台灣人的身價不凡，每人可領到一千多萬的理賠金，一樣的台灣人是不一樣的命運，假如您去找張醫師，您一樣是死亡，可是一毛錢的理賠金都領不到，而且還要手術費、醫藥費、護理費、檢驗費，還有想不到的費待您繳交才會放人，冷暖人間實在令人扼腕。

　　二次大戰時，德國的希特勒追殺德國境內的猶太人。遺憾的廿一世紀，西方有政府（衛生署）帶頭帶領，全國醫界撲殺帶有癌症的同胞，您給它六分鐘，它欺負您一輩子，因為它下了追殺令說要殺死癌細胞，結果人家「有夢最美，希望相隨」，癌症病人都是「好夢成空，絕望相隨」。一樣的台灣人怎會差那麼多？除非醫界發揮仁心仁術，搶救受到癌症侵犯的苦難細胞，醫而活之可也，醫而死之不可也。癌症可以去除，但是癌細胞是受到癌症侵犯的受害者，理當救活養活，請醫生當發揮愛心，救活養活癌細胞，在實驗室 Tissue Culture in Vitro 可以養活癌細胞，相信 Tissue Culture in Vivo 也可以養活癌細胞，本世紀最偉大的成就是 Cancers are beaten not patients. Please Provide TLC，to all patients not S.R.C. Doctors you are my God！

國家圖書館出版品預行編目資料

盡信醫不如無醫 / 施義雄著. -- 初版. -- 新北市：
華夏出版有限公司, 2024.02
　　　　面；　　公分. --（Sunny 文庫；318）
ISBN 978-626-7296-46-2（平裝）
1.CST：醫學倫理

　　　　　　410.1619　　　　112007127

Sunny 文庫 318
盡信醫不如無醫

著　　作　施義雄
出　　版　華夏出版有限公司
　　　　　220 新北市板橋區縣民大道 3 段 93 巷 30 弄 25 號 1 樓
　　　　　電話：02-32343788　　傳真：02-22234544
　　　　　E-mail：pftwsdom@ms7.hinet.net
印　　刷　百通科技股份有限公司
　　　　　電話：02-86926066 傳真：02-86926016
總 經 銷　貿騰發賣股份有限公司
　　　　　新北市 235 中和區立德街 136 號 6 樓
　　　　　電話：02-82275988　　傳真：02-82275989
　　　　　網址：www.namode.com
版　　次　2024 年 2 月初版—刷
特　　價　新台幣 280 元（缺頁或破損的書，請寄回更換）

ISBN-13：978-626-7296-46-2